AU-DELÀ DE L'AFFAIRE DE LA CHLOROQUINE

Du même auteur

Dictionnaire de maladies infectieuses, Elsevier, 1998.

Les Nouvelles Maladies infectieuses, « Que sais-je ? », Presses universitaires de France, 1999.

Les Nouveaux Risques infectieux : grippe aviaire, SARS, et après ? Lignes de repères, 2005.

Dépasser Darwin, Plon, 2010.

De l'ignorance et de l'aveuglement : *pour une science postmoderne*, e-book Kindle, Amazon, 2012.

Votre santé – Tous les mensonges qu'on vous raconte et comment la science vous aide à y voir clair, Éditions Michel Lafon, 2015.

Arrêtons d'avoir peur ! Éditions Michel Lafon, 2016.

Mieux vaut guérir que prédire, Éditions Michel Lafon, 2017.

La Vérité sur les vaccins, avec Olivia Recasens, Éditions Michel Lafon, 2018.

La Révolution digitale de l'homme : vers une nouvelle espèce, e-book Kindle, Amazon, 2019.

Épidémies : vrais dangers et fausses alertes, Éditions Michel Lafon, 2020.

La science est un sport de combat, Éditions Humen Sciences/Humensis, 2020.

Carnets de guerre COVID-19, Éditions Michel Lafon, 2021.

Didier RAOULT

AU-DELÀ DE L'AFFAIRE DE LA CHLOROQUINE

Comment l'industrie pharmaceutique pervertit nos systèmes de santé et met la nôtre en péril...

Michel LAFON

118, avenue Achille-Peretti – CS 70024
92521 Neuilly-sur-Seine Cedex
www.michel-lafon.com

À ma femme et à mes enfants.
À mon équipe
et à tous ceux qui me soutiennent.

Sommaire

Prologue

La crise de l'hydroxychloroquine est extraordinairement importante. Non pas parce qu'elle reflète un combat spécifique de l'année 2020 mais parce que, si nous acceptons de perdre dans une affaire comme celle-là, alors plus rien ne pourra résister contre la pression de la désinformation, de l'agression, du harcèlement de ceux qui ne croient pas dans une vérité quotidiennement exprimée par les tenants de l'information, incluant l'industrie pharmaceutique, les médias et une part du gouvernement. Information qui d'ailleurs, par certains côtés des médias traditionnels, ressemble beaucoup à celle du temps de l'URSS, du journal la *Pravda* (la vérité), qui assène qu'il n'y a qu'une vérité unique, c'est celle qu'il faut croire, celle qu'il faut suivre.

Pour aller plus loin dans cette comparaison, à l'époque de l'URSS, une communication alternative passait par des morceaux de papier, recopiés à la main, appelés « samizdat », qui ont été remplacés maintenant par les informations alternatives, les chaînes personnelles, les réseaux sociaux, qui comportent toutes les informations, vraies comme fausses, excessives comme réalistes ; mais qui ont constitué incontestablement un contre-pouvoir massif de la *Pravda*.

J'ai pensé que ce livre était nécessaire car en montrant toutes les armes qui ont été utilisées contre nous pour nous empêcher de traiter les patients avec un succès inégalé, harcelés que nous étions par ceux qui ont le plus échoué dans les prises en charge thérapeutiques : l'assistance publique des Hôpitaux de Paris[1], et Londres, qui a eu la plus forte baisse de l'espérance de vie au monde au cours de cette maladie. Tous ceux-là se sont imposés

---

1. Audrey Giraud-Gatineau, Philippe Colson, Didier Raoult et coll., "Comparison of mortality associated with respiratory viral infections between December 2019 and March 2020 with that of the previous year in Southeastern France", *International Journal of Infectious Diseases*, 2020 Jul, 96:154-156, doi: 10.1016/j.ijid.2020.05.001, Epub 2020 May 7, PMID:32389848, PMCID: PMC7204704.

comme les porteurs d'une vérité virtuelle, déconnectée de la réalité, pendant que nous rapportions nos données observées sur plus de 40 000 patients, traités ici, observés ici, diagnostiqués ici.

Parmi les modes de harcèlement, outre la presse – qui a utilisé tous les arguments personnels après avoir épuisé les arguments scientifiques et techniques –, des harceleurs organisés d'un site de calomnie institutionnelle, appelé PubPeer, se sont mis en place. Puis une information de type *Pravda* s'est développée dans les plus grands journaux scientifiques sans qu'aucune des erreurs d'analyse ait jamais été réanalysée. Il est nécessaire, pour éviter que des situations similaires se reproduisent, d'analyser dans le détail ce qui s'est produit à cette occasion.

*

En effet, dans l'épisode du traitement de la COVID-19 par l'hydroxychloroquine, tous les événements ont été indescriptibles, inattendus, et témoignent d'une évolution de fond de notre société. À l'occasion de mes déclarations, puis de mes publications sur l'hydroxychloroquine, j'ai été pris dans un tsunami, avec un torrent d'insultes, de malveillances, de menaces, de plaintes, dont il était difficile d'imaginer qu'elles puissent être la conséquence de la proposition de traiter une maladie pandémique avec un médicament dont on avait prouvé, depuis bien longtemps, qu'il était totalement sans danger. Je vais tenter de remettre en perspective ces éléments pour, encore une fois, laisser la trace de cette guerre et de ses différents éléments à la mémoire collective. Noam Chomsky, qui est un expert de la manière de décrypter la propagande et la « fabrication du consentement »[2], rapporte que Goebbels, le grand communicateur du système nazi, disait : « Il ne serait pas impossible de prouver en le répétant suffisamment et en maîtrisant la psychologie des personnes qu'un carré est en fait un cercle. » « On peut

2. Noam Chomsky, Edward Herman, *La Fabrication du consentement : de la propagande médiatique en démocratie*, 2008, collection « Contre-Feux » Agone.

façonner les mots, jusqu'à ce qu'ils habillent des idées déguisées », disait de son côté Husserl[3].

3. Edmund Husserl, *La Crise des sciences européennes et la phénoménologie transcendantale*, 4 mars 2004, collection « Tel » Gallimard.

– 1 –

La chloroquine et moi

De vieilles connaissances

J'avais une expérience très particulière de la chloroquine. Tout d'abord, étant né en Afrique et y ayant voyagé souvent, j'ai connu ce médicament dans la prévention et le traitement du paludisme. D'autant plus que, jusqu'au moment où j'ai été nommé professeur, j'étais en service clinique de maladies infectieuses et tropicales, en particulier à l'hôpital Houphouet-Boigny à Marseille, qui, comme son nom le laisse supposer, était spécialisé en médecine tropicale. Par ailleurs, j'avais eu l'occasion d'assister à un congrès de biologie cellulaire, qui expliquait le mécanisme de la chloroquine. Cette molécule rentre dans les cellules et s'installe dans une vacuole qui contient un liquide acide, qui s'appelle le lysosome. Dans un premier temps, le lysosome fusionne avec un phagosome (un petit ballon intracellulaire) et l'acidifie. Ainsi, après acidification, en moyenne, le pH est de 4,8, ce qui est relativement acide.

J'ai passé en outre une grande partie de ma vie à travailler sur une maladie qui s'appelle la fièvre Q, et dans les endocardites (des infections du cœur) de cette maladie, elle devient chronique et est intraitable. La première série que j'ai publiée sur cette maladie montrait une mortalité de l'ordre de 65 %, dans les trois ans qui suivaient le diagnostic[4]. Pour éviter ce désastre, nous avons commencé à traiter ces patients par un antibiotique, la doxycycline, que nous donnions à vie, car les patients rechutaient sans arrêt. La raison en était qu'à pH 4,8, bien que la doxycycline soit plus active que les autres antibiotiques à pH acide, elle était inactivée à cause de l'acidité insuffisante. Or la chloroquine – cela avait été démontré in vitro – modifie le pH du lysosome, et fait

---

4. Didier RAOULT, Jérôme Étienne, Patrice MASSIP, et coll., "Q fever endocarditis in the south of France", *The Journal of Infectious Diseases*, 1987 Mar, 155(3):570-3. doi: 10.1093/infdis/155.3.570.

monter de 4,8 à 5,8 l'acidité de la vacuole, si les cellules se multiplient au contact de 1 µg/ml de chloroquine. En nous basant sur ces données, que nous avons vérifiées, nous avons pu mettre en évidence que, désormais, l'association doxycycline plus hydroxychloroquine à 1 µg/ml permettait enfin de tuer les bactéries, alors que les produits pris séparément ne pouvaient pas le faire[5]. Nous avons alors proposé le traitement chez les patients (sans essai randomisé), et celui-ci est tellement efficace qu'il est devenu la référence de traitement de la fièvre Q, publiée dans tous les livres du monde, de même que la référence de la prophylaxie de l'endocardite chez les gens ayant des lésions du cœur et atteints de cette maladie. J'ai commencé à mettre en place ce traitement dans les années 1990. L'objectif était d'obtenir 1 µg/ml

5. Max Maurin, Anne-Marie Benoliel, Pierre Bongrand, Didier Raoult, “Phagolysosomal alkalinizationand the bactericidal effect of antibiotics: the Coxiella burnetii paradigm”, *The Journal of Infectious Diseases,* 1992 Nov, 166(5):1097-102, doi: 10.1093/infdis/166.5.1097, PMID:1402021.

d'hydroxychloroquine dans le sang, et nous avons ajusté la posologie (le nombre de milligrammes donné aux patients) pour atteindre cette concentration, puis avons établi qu'elle était de 600 mg par jour. Nous avions donc réalisé plusieurs milliers de dosages de l'hydroxychloroquine avant le début de la COVID.

Après cette découverte, la même question a été posée pour le problème de la maladie de Whipple. Dans cette maladie, près de cent ans après sa découverte, nous avons été les premiers au monde à isoler et cultiver la bactérie.[6] Nous avons aussi pu réaliser, rapidement, que cette bactérie vivait dans le même compartiment que la bactérie de la fièvre Q, qu'elle posait les mêmes problèmes

---

6. Didier Raoult, Marie L. Birg, Bernard La Scola et coll., "Cultivation of the bacillus of Whipple's disease", *The New England Journal of Medicine*, 2000 Mar 2;342(9):620-5, doi: 10.1056/NEJM200003023420903. Erratum in: *The New England Journal of Medicine*, 2000 May 18, 342(20)*:1538, PMID: 10699161.

de thérapeutiques, donnant à la fois des formes chroniques et des rechutes. Nous avons testé le même protocole que celui de la fièvre Q, et depuis, nous traitons les patients souffrant de cette maladie de la même manière. Et ce remède est là aussi devenu le traitement de référence, permettant d'éviter les rechutes.

*

Lorsque j'ai commencé à travailler sur l'hydroxychloroquine, la question de sa toxicité potentielle a été posée. La toxicité de la chloroquine était connue chez les gens qui en prenaient pendant des années, en particulier en Afrique. Si vous posez la question à des Africains, tout le monde a pris des antipaludéens, et tous ceux de plus de trente ans ont pris plusieurs dizaines de traitements par la chloroquine. Les gens qui restaient sur place et prenaient de la chloroquine en permanence ont présenté un certain nombre de troubles toxiques, liés à l'accumulation de la molécule.

L'accumulation dans la rétine peut rendre aveugle, mais celle-ci ne se produit jamais, dans mon expérience, avant un an de traitement. Pendant longtemps, j'ai demandé des consultations ophtalmologiques pour les patients, avec un ophtalmologiste spécialisé. Il fallait cet ophtalmologiste spécialisé pour donner l'autorisation de prescrire de la chloroquine quand les patients avaient déjà un problème oculaire, car les ophtalmologistes ont comme principe de ne pas additionner les risques (ce qui est raisonnable), mais en l'occurrence, l'hydroxychloroquine n'a aucun rapport avec les autres risques oculaires. Quoi qu'il en soit, nous n'avons jamais eu d'ennui oculaire, et nous avons fini par espacer la première visite à un an de traitement. Nous avions donc une énorme expérience de l'hydroxychloroquine (plusieurs milliers de cas), qui, par ailleurs, est le traitement de référence de plusieurs maladies : le lupus érythémateux disséminé (qui est une maladie auto-immune), où les patients présentent des anticorps contre eux-mêmes, et la polyarthrite rhumatoïde (qui est une maladie inflammatoire).

Récemment, un travail a été publié[7] sur la prescription, chez 900 000 personnes, d'hydroxychloroquine pendant plusieurs années consécutives pour une polyarthrite rhumatoïde, sans qu'aucun accident cardiaque ne soit jamais survenu chez ces personnes, comparé à un autre traitement de référence basé sur les sulfamides. Ainsi, le côté entièrement sans danger de l'hydroxychloroquine était bien établi. D'ailleurs, jusqu'en 2019, l'hydroxychloroquine (le Plaquenil) était prescrite sans ordonnance dans les pharmacies, et en 2019, 62 millions de comprimés ont été

---

7. Jennifer C.E. Lane, James Weaver, Kristin Kostka, et coll., "OHDSI-COVID-19 consortium. Risk of hydroxychloroquine alone and in combination with azithromycin in the treatment of rheumatoid arthritis: a multinational, retrospective study", *The Lancet Rheumatology*, 2020 Nov 2, (11):e698-e711. doi: 10.1016/S2665-9913(20)30276-9, Epub 2020 Aug 21, PMID: 32864627; PMCID:PMC7442425.

distribués en France sans la moindre ordonnance. Toutefois, pour des raisons qui restent à approfondir, début 2020, avant même l'arrivée du COVID, la chloroquine et l'hydroxychloroquine sont devenues l'objet d'une prescription sur ordonnance obligatoire demandée par la ministre de la Santé Agnès Buzyn. La raison de cette décision retenue à l'époque par l'Agence nationale de sécurité du médicament (ANSM) était que des auteurs avaient trouvé que la chloroquine (pas l'hydroxychloroquine), injectée à des souris, était génotoxique (donnait des anomalies génétiques chez les souris enceintes). Cela a amené, par déduction, à penser que c'était vrai aussi chez l'Homme, et que c'était vrai, également, pour l'hydroxychloroquine, et que donc l'hydroxychloroquine présentait un risque de génotoxicité. Il est à noter que personne n'a jamais rapporté la génotoxicité de l'hydroxychloroquine et de la chloroquine chez l'Homme, depuis soixante-dix ans. L'année où la chloroquine a été la plus prescrite dans le monde,

1 milliard d'humains ont été traités. Depuis, la prescription de la chloroquine a diminué de manière importante, mais simplement du fait de l'apparition de souches du paludisme résistantes à ce médicament.

Au vu de toutes ces statistiques, il paraît invraisemblable que la chloroquine ait pu faire l'objet d'une telle folie médiatique et scientifique sur sa dangerosité et sa toxicité, alors qu'il s'agit d'un des médicaments les mieux connus et les plus prescrits au monde. Certains auteurs ont pourtant voulu dériver sur la toxicité à long terme de la chloroquine (plusieurs années) pour expliquer que notre stratégie thérapeutique (dix jours d'hydroxychloroquine), à des doses que nous maîtrisions entièrement, pouvait avoir des conséquences similaires ! Il est à noter que, dans mon environnement proche, certains chercheurs hostiles à notre stratégie prédisaient bientôt un génocide à la chloroquine. J'ai rarement vu une perte de contrôle scientifique aussi effrayante que celle-là, mais ça n'est que le début.

En réalité, un travail récent, publié par Anthony Touafchia, a montré que le produit qui avait une toxicité cardiaque était le Remdesivir. Si l'on se réfère à la banque de l'OMS, appelée Vigibase, sur tous les patients qui ont été traités dans le COVID-19 comparant l'hydroxychloroquine, le Lopinavir/Ritonavir, le Tocilizumab et les corticoïdes, on s'aperçoit que seul le Remdesivir a un effet toxique significativement supérieur à tous les autres. Une comparaison face à face de l'hydroxychloroquine et du Remdesivir montre que l'on a 73 % de risques de plus d'avoir une arythmie cardiaque avec le Remdesivir qu'avec l'hydroxychloroquine. Ainsi, l'argument de la toxicité cardiaque de l'hydroxychloroquine était juste une mystification. Depuis le départ, cela aurait pu paraître évident à tous ceux qui voulaient se renseigner un peu ou avoir le courage de dire à ceux qui s'affolaient tous les jours qu'ils se trompaient lourdement.

– 2 –

La chloroquine et le virus

Le virus ne l'aime pas : c'est bon signe.
Mais les laboratoires non plus :
et là, c'est la guerre !

Le monde de la recherche, comme tous les mondes, est un monde spécialisé, souvent fermé à la connaissance des autres domaines, et c'est le cas de la virologie. Ainsi, nous avions eu les plus grandes difficultés à publier notre premier papier, qui traitait de l'efficacité de l'azithromycine sur le virus Zika.[8] Cela en dépit du fait que, parallèlement à nous, un autre papier, dans un des meilleurs journaux du monde, montrait cette efficacité sur un modèle expérimental. L'idée de traiter un virus avec un antibiotique paraissait surréaliste, mais l'expérience a montré que cela fonctionnait.

---

8. Ève Bosseboeuf, Maite Aubry, Didier Raoult et coll, "Azithromycin Inhibits the Replication of Zika Virus", *Journal of Antivirals & Antiretrovirals*, 2018, 10:1 DOI: 10.4172/1948-5964.1000173.

L'efficacité de l'hydroxychloroquine sur les virus, quant à elle, a d'abord été rapportée, il y a plusieurs années, par une équipe italienne, qui expliquait que cette efficacité n'était pas liée à une activité spécifiquement antiparasitaire ou antibactérienne, mais à des modifications de l'acidité intracellulaire. Et il y a quinze ans, nous avons fait, avec Jean-Marc Rolain, une revue disant qu'il fallait envisager la chloroquine et l'hydroxychloroquine comme des thérapeutiques antivirales potentielles.[9]

Concernant le virus SARS-CoV-1, l'agent de l'épidémie de 2003, il avait été rapporté qu'il était sensible à l'hydroxychloroquine et à la chloroquine in vitro, et Fauci, le directeur du National Institute of Health (NIH) aux États-Unis (équivalent de l'INSERM), qui deviendra un des plus grands adversaires de la chloroquine dans la COVID-19, avait

---

9. Jean-Marc Rolain, Philippe Colson, Didier Raoult, "Recycling of chloroquine and its hydroxylanalogue to face bacterial, fungal and viral infections in the 21st century", *International Journal of Antimicrobial Agents*, 2007 Oct 30, (4):297-308, doi:10.1016/j.ijantimicag.2007.05.015.

proclamé à l'époque que c'était probablement le meilleur traitement contre le SARS-CoV-1 !

Les premiers éléments qui nous sont parvenus sur le SARS-CoV-2 de Chine comportaient une publication où les deux médicaments qui freinaient la multiplication du virus in vitro étaient la chloroquine et le Remdesivir, une molécule de Gilead, jamais employée en pratique, sauf pour l'infection à Ebola, où ce fut un échec ! Une autre communication, rapidement publiée par les autorités chinoises, incluant le docteur Zhang qui avait géré l'épidémie de SARS, disait que le résultat préliminaire sur une centaine de personnes montrait que l'hydroxychloroquine était efficace cliniquement et virologiquement chez les patients atteints de cette maladie. Cette déclaration a été associée, très peu de temps après, à un déclin drastique des infections par le COVID-19 en Chine, et l'épidémie s'est terminée à cette époque. Ce travail est publié actuellement.[10]

---

10. Yi Su, Yun Ling, Yuyan Ma et coll., "Efficacy of early hydroxychloroquine treatment in preventing COVID-19 pneumonia aggravation, the experience

J'ai fait, dans le cadre des cours à l'IHU, qui sont retransmis sur YouTube, une courte communication « COVID-19 fin de partie », auprès de mes étudiants, pour leur dire que je pensais que les mesures de contention, associées aux mesures thérapeutiques et à la rapidité d'intervention exceptionnelle sur la pratique des tests et sur la construction, en quelques jours, d'un hôpital à Wuhan, avaient amené un contrôle (qui ne s'est pas démenti) de la maladie en Chine.

Cette stratégie peut servir d'exemple, et montrer jusqu'à quel point la science et la santé publique ont basculé, même si, pendant des mois, les collègues américains et européens, irrités par le succès chinois, ont prétendu que les Chinois cachaient les vrais résultats. Un an après, on voyait les Chinois circuler et vivre d'une manière tout à fait normale, et l'on constatait que la Chine n'avait absolument pas reculé, mais au contraire avait progressé dans son

---

from Shanghai, China", *BioScience Trends,* 2021 Jan 23, 14(6):408-414, doi: 10.5582/ bst.2020.03340, Epub 2020 Dec 18, PMID: 33342929.

économie. Il devenait difficile d'expliquer notre échec par un échec parallèle, mais dissimulé, de la Chine.

Pour notre part, n'étant pas du tout convaincus par ces accusations de mensonge, nous avons très rapidement testé au laboratoire, sur le virus, non seulement l'hydroxychloroquine, à la posologie que nous connaissons parfaitement bien – à 1 µg/ml – mais aussi l'azithromycine, dont nous connaissions l'activité sur ce groupe de virus, qui sont les virus à ARN. Au laboratoire, nous avons pu rapidement montrer, pour la première fois, que les deux étaient efficaces et que les deux étaient synergiques.[11]

En parallèle, nous avons déposé un projet de recherche, auprès du ministère, qui était un projet de recherche observationnelle,

---

11. Julien ANDREANI, Marion LE BIDEAU, Didier RAOULT et coll., "In vitro testing of combined hydroxychloroquine and azithromycin on SARS-CoV-2 shows synergistic effect" *Microbial Pathogenesis*, 2020 Aug, 145:104228, doi: 10.1016/j.micpath.2020.104228, Epub 2020 Apr 25, PMID: 32344177; PMCID: PMC7182748.

mesurant la baisse du portage du virus par rapport à un groupe de référence historique extérieur (celui des Chinois), qui évaluait à vingt-huit jours le portage du virus. Au milieu de cet essai, nous avons fait (cela est banal dans les soins courants) ajouter un traitement antibiotique, en l'occurrence l'azithromycine, et nous avons pu observer une décroissance extraordinairement rapide de la charge virale. Par chance, nous avions réalisé le diagnostic de quelques patients atteints de la COVID-19 dans la ville voisine de Nice, qui n'avaient pas été inclus dans le protocole thérapeutique, mais qui ont pu servir de témoin. Depuis, de nombreuses autres équipes ont confirmé l'efficacité de l'hydroxychloroquine, in vitro, sur les virus, mais l'histoire de la thérapeutique chez l'Homme ne faisait que commencer.

Un des membres de l'IHU Méditerranée Infection, rédacteur en chef d'un journal appelé *International Journal of Antimicrobial Agents*, a proposé dès le début de la pandémie de faire un numéro spécial sur le COVID, avec une expertise et une revue extrêmement rapide, pour être dans le temps du soin. Dans ce contexte, nous avons décidé d'envoyer notre article à son journal, où il a été édité par le rédacteur en chef adjoint, qui est aussi rédacteur en chef du *Journal of Microbiology, Immunology and Infection*, le docteur Po-Ren Hsueh, un des spécialistes en maladies infectieuses les plus connus au monde, en particulier concernant le SARS et les coronavirus, et qui est à Taiwan. Il a demandé à des *reviewers* une évaluation rapide, et ce papier a été publié.

*

Dès le début de notre communication, laquelle rapportait des éléments qui étaient juste de l'information basée sur des faits, puis dès notre première publication, nous avons subi un ouragan. Tout d'abord, notre communication fut censurée sur Facebook, sous l'étiquette « fake news ». Puis, sur le site du ministère de la Santé, cette même communication fut également marquée « fake news ». Nous avons contacté le responsable de l'identification de « fake news » sur Facebook en France (il est, par ailleurs, employé au *Monde*), et nous avons demandé qu'il nous explique en quoi le fait de rapporter l'expérience chinoise était une « fake news », ce qui a amené à supprimer ce terme sur Facebook, puis sur le site du ministère de la Santé mais quand même, cela n'effaçait pas l'intention première.

Le lendemain de cette déclaration, je recevais un coup de téléphone anonyme, à minuit, me demandant d'arrêter, avant le lundi suivant à midi, de dire que la chloroquine était efficace. J'ai reçu encore deux coups de téléphone de ce genre, puis un SMS, me conseillant d'écouter mes messages (car je n'écoutais plus les messages de ce numéro de téléphone). J'ai porté plainte, avec les éléments, auprès du commissariat de mon quartier qui, rapidement, m'a demandé si je connaissais quelqu'un au CHU de Nantes qui aurait pu être l'auteur de cette malveillance. Or j'avais reçu par ailleurs un courriel du professeur Raffi qui me disait simplement : « Tu n'es ni infectiologue ni virologue. » Ainsi, le lien a rapidement été fait : c'était le professeur Raffi qui, à minuit, sans doute désœuvré, me téléphonait pour me menacer. La plainte que j'ai instruite auprès du procureur a fait l'objet d'une condamnation, monsieur Raffi a dû m'envoyer un chèque que je n'ai pas touché. D'une manière étonnante, je n'avais pas eu beaucoup de rapports avec monsieur Raffi, sauf qu'à l'époque où je dirigeais le DEA, appelé maintenant Master 2 de Maladies infectieuses, il nous adressait des étudiants dont la production scientifique était approximative. Je ne me souviens pas de l'avoir rencontré lui-même. Je me demandais donc quelle était la cause d'une haine aussi rapide et aussi brutale. Je ne sais pas si c'était la raison mais, en tout cas, j'ai rapidement réalisé que, au hit-parade des collègues infectiologues largement subventionnés par l'industrie pharmaceutique, avec 600 000 euros identifiés par le site de collecte de données Euros For Docs, il était le premier Français.

Ensuite, après la diffusion de nos résultats, j'ai reçu un premier avertissement, transmis du conseil national de l'Ordre au conseil départemental, où l'on me demandait de ne plus communiquer sur le sujet. Il se trouve que, depuis le Moyen Âge, la liberté de parole des universitaires est garantie, et qu'elle est maintenant garantie par la Constitution française et la Cour européenne des droits de l'homme, comme la liberté de parole en général. J'ai rappelé ces données, leur disant que je n'avais pas à m'expliquer sur les informations que je traitais en tant qu'universitaire. À cet égard, ma parole est libre. Elle l'est toujours, et nous verrons ultérieurement ce que trancheront les conseils de discipline du conseil de l'Ordre et éventuellement le Conseil d'État.

Un peu plus tard, me voilà attaqué, au conseil de l'Ordre, par la Société de pathologie infectieuse de langue française (SPILF) et par un groupe de personnes plus ou moins compétentes : un infectiologue à la retraite, le professeur Stahl qui, lui aussi, a des rapports rémunérés avec l'industrie pharmaceutique, et des gens qui n'ont strictement rien à voir avec les maladies infectieuses mais qui, groupés, nous ont accusés, le professeur Parola, le professeur Brouqui et moi-même, d'être des charlatans. Curieusement, le conseil départemental de l'Ordre a considéré que mes collaborateurs, Philippe Brouqui et Philippe Parola, n'étaient pas des charlatans, mais que moi, je justifiais d'être présenté devant la Cour de discipline de l'Ordre pour charlatanisme !

Ultérieurement, la SPILF, qui est une association et qui est aussi très largement dotée par l'industrie Gilead qui vend du Remdesivir, et son président, le professeur Tattevin (un des collègues les mieux financés par l'industrie), m'ont attaqué à nouveau. Puis nous avons appris, grâce à des fuites, qu'une des personnes qui m'étaient le plus hostiles et qui faisaient campagne contre moi, le docteur Gorincour, avait indiqué à la SPILF, par Twitter, que je n'avais pas respecté le code de déontologie et que j'étais un charlatan. D'une manière ironique, ce docteur Gorincour est responsable de la déontologie au conseil départemental de l'Ordre. Nous avons donc porté plainte contre lui auprès du conseil de l'Ordre pour sa communication auprès de la SPILF. La plainte a été jugée recevable, et il doit passer, lui aussi, devant le conseil de discipline de l'Ordre. Amusant, non ?

Durant tout ce temps, sur la plupart des plateaux télé, un certain nombre de collègues, dont la liste avait des ressemblances avec celle qui est susceptible d'être retrouvée sur Euros For Docs parmi les plus financés par l'industrie, se répandaient en invectives voire en insultes, sans qu'il y ait la moindre intervention du conseil de l'Ordre pour demander de respecter la confraternité. J'ignore ce que ce mot veut dire pour eux, mais je suis sûr que je ne pense pas la même chose que ceux qui ont évalué les plaintes contre moi, car pour moi, insulter un confrère en public ne relève pas de la confraternité et aurait dû entraîner, au moins, un signalement par le conseil de l'Ordre.

*

Par ailleurs, un site de délation organisée, appelé PubPeer, et une de ses fournisseuses, le docteur Bik, se sont mis à me harceler. Je ne connais pas cette femme qui a commencé son harcèlement après mes déclarations sur la chloroquine. Car c'est bien la chloroquine qui est à l'origine de ce harcèlement, et non pas la recherche de l'intégrité scientifique, puisque sur ce site PubPeer, j'avais une citation tous les trois ans, jusqu'au moment de l'hydroxychloroquine, et à partir de là, j'ai eu, en deux ans, 256 citations, concernant des sujets pour la plupart hautement fantaisistes, et pour les autres ne répondant absolument pas à la définition de la fraude.

Ce site est un site de délation plus ou moins anonyme, et chaque fois qu'une tête dépasse, un ennemi ou quelqu'un qui est payé pour nuire à un scientifique dénonce des fautes, des erreurs ou des fraudes putatives qu'il aurait commises (j'expliquerai dans le chapitre suivant ce qui distingue les fraudes, les erreurs et les différents éléments qui permettent d'identifier les unes et les autres). Et ensuite, PubPeer communique aux journaux ces prétendues fautes ou fraudes. Madame Bik et monsieur Barbour se sont spécialisés dans ce domaine. En France, on appelle ça des corbeaux ou des charognards, et c'est une réminiscence de ce que les gens ont connu pendant la Seconde Guerre mondiale.

Il se trouve que beaucoup de groupes de journaux ont maintenant une personne spécialisée dans « l'évaluation de l'éthique scientifique ». La plupart du temps, ces gens ne sont pas du tout compétents dans le domaine de l'éthique et des cas où elle doit s'appliquer. Ainsi, dans ma vie, on m'a déjà demandé si on avait fait signer à des chimpanzés un consentement éclairé pour analyser leurs selles, on m'a demandé d'avoir un comité de protection des personnes pour analyser des poux, et on a demandé à mon collègue Michel Drancourt s'il avait eu un consentement éclairé de momies ! En revanche, personne ne s'est préoccupé d'une chose très simple : regarder si tous les gens qui ont publié les articles pour ou contre l'hydroxychloroquine avaient des liens d'intérêts avec le Remdesivir payés par

Gilead. Par contre, on est allé chercher (c'est un des reproches qui nous ont été faits par un journal, sur les incitations de PubPeer) si je n'avais pas un conflit d'intérêts en ayant essayé de créer une start-up pour le traitement des poux par ivermectine (projet qui a été abandonné compte tenu du contexte) et pour la publication de la séquence génétique d'identification des poux, qui, elle, n'a rien à voir avec la résistance et le traitement des poux. Autant dire que la compétence scientifique des gens qui se posent ce type de questions est pour le moins hasardeuse.

Le site de délation PubPeer est sans contrôle, sans légitimité, et pour l'instant, plus de 250 signalements y ont été faits contre moi. Pire encore, il s'en fait aussi contre les personnes avec qui je travaille, leur faisant perdre du temps, sinon leur réputation. Pour la mienne, je ne suis pas très inquiet, je n'ai jamais fraudé de ma vie, et pour frauder il faut avoir un mobile. Je vois mal comment avec plus de 3 000 publications en fin de carrière, et sans recevoir d'argent d'aucune industrie pharmaceutique, je pourrais m'amuser à frauder. C'est juste de la malveillance, dans certains cas de la médisance, quand on repère une erreur typographique, un oubli ne modifiant pas les résultats, et parfois de la calomnie pure et simple. Il existe par ailleurs, malheureusement, un réseau de communication entre les groupes qui ont été les plus actifs contre l'hydroxychloroquine, Citizen4Science, NoFakeMed et madame Bik, ce qui m'a amené à porter plainte contre madame Bik pour harcèlement.

Le sujet de l'éthique et des conflits d'intérêts est un domaine que je connais parfaitement bien. C'est la raison pour laquelle, depuis vingt ans, je refuse de travailler avec l'industrie pharmaceutique, et je n'accepte même pas un repas avec un représentant de cette industrie. Le seul repas que j'ai accepté de partager, ç'a été avec les industriels de Sanofi pour savoir s'ils souhaitaient entrer dans notre Fondation, afin d'avoir une réflexion sur le recyclage des médicaments, leur formidable collection de molécules, ce qui a été rapidement refusé par Sanofi. Je n'ai, personnellement, eu aucun financement de l'industrie pharmaceutique, et c'est extrêmement facile à vérifier. La seule activité de consultation que j'ai eue a été avec le constructeur Hitachi, dont j'utilise les microscopes électroniques, pour les adapter à la microbiologie clinique.

J'avais programmé, dès le départ, dans mon projet d'IHU, d'inclure un comité d'éthique concernant les conflits d'intérêts. Ce comité comprenait le président départemental du conseil de l'Ordre de l'époque, monsieur Zattara, et l'ancien président de la Cour régionale des comptes, un des spécialistes d'éthique les plus connus, le professeur Le Coz. Ce comité était coordonné par Laurence Camoin, en présence du doyen de la faculté, le professeur Leonetti. Ils avaient rédigé pour nous une fiche de déclaration des conflits d'intérêts qui nous a paru devenir obsolète à partir du moment où un projet de loi était mis en place par Xavier Bertrand, qui reprenait les mêmes déclarations pour l'ensemble des médecins. Malheureusement, ce projet de loi n'a pas vu le jour, ou bien les décrets n'ont pas paru, et cela n'a pas été mis en place.

En revanche, le comité de conflits d'intérêts a été remplacé par un comité de morale de déontologie, composé de philosophes avec le professeur Sicard, ancien président du Comité d'éthique national, avec le professeur Mege, et le professeur Naudin, psychiatre.

Ceux-ci nous ont fait des recommandations. Parmi celles-ci, celle de ne pas recevoir de visiteurs médicaux dans l'IHU, sauf à autoriser une visite par an dans l'amphithéâtre en présence des seniors de l'IHU, afin d'éviter la propagande grossière qui est habituelle dans ces conditions. Nous avons aussi refusé de participer, sous quelque forme que ce soit, à des essais de non-infériorité, y compris quand notre rôle se cantonnait à tester des molécules au laboratoire pour servir ce type d'essai. Cela m'a valu une hostilité d'un certain nombre de réanimateurs, qui faisaient des essais de non-infériorité avec des antibiotiques, ne pouvant démontrer que ces derniers avaient la moindre efficacité comparés aux anciens, et que j'ai refusé de tester pour ne pas participer à cette opération. Je crois que nous sommes la seule institution, en France, à avoir pris des mesures de cette rigueur concernant les conflits d'intérêts et les rapports avec l'industrie.

– 3 –

FRAUDES, ERREURS, NÉGLIGENCE, *SCIENTIFIC MISCONDUCT* ET LE BIAIS NÉGLIGÉ DES CONFLITS D'INTÉRÊTS

Tolérance ou condamnations aux dessous parfois discutables

Fraudes

J'ai été, récemment, dans le contexte du traitement de la COVID-19 par l'hydroxychloroquine, la cible d'une attaque massive, pour détecter si, dans mes 3 500 publications scientifiques, il y avait des évidences de fraude. Le site spécialisé dans la délation PubPeer, souvent rapporté par des auteurs anonymes, cible usuellement des leaders, ou traduit la malveillance d'auteurs frustrés ou malmenés par des leaders scientifiques ou les directeurs de certaines organisations, dont le CNRS. Ce qui a eu des conséquences drastiques, pour des fraudes identifiées (éventuellement, cela justifiait la prison) et pour des fraudes supposées (ce qui a amené à faire démissionner des responsables, tels que la directrice intérimaire du CNRS). Les histoires qui ont le plus marqué récemment sont la publication erronée et truquée sur les cellules-souches et sur le vaccin contre le sida, dont l'auteur a été condamné à la prison aux États-Unis.[12]

Ce sujet est d'importance, en particulier du fait, dans le domaine de la biologie et de la médecine, de l'absence de reproductibilité[13] de très nombreux résultats, et amène à une réflexion, de manière à ne pas confondre les fautes, les erreurs, la négligence et les éléments de *scientific misconduct*.

*

La fraude consiste en la manipulation consciente de données, afin de modifier le résultat, pour le rendre plus significatif. Dans ce cas, il y a un acte volontaire et un mobile. Les mobiles les mieux connus sont la pression

---

12. https://en.wikipedia.org/wiki/Dong-Pyou_Han

13. Possibilité de reproduire une expérience avec les mêmes résultats.

scientifique exercée pour les auteurs qui ont une production scientifique faible, ou le désir d'appuyer une demande de promotion, ou de faciliter le passage de la thèse. Il n'y a pas de crime « sans mobile », et l'autre mobile est, dans le monde de la biologie et de la médecine, la recherche de financement par des structures extérieures. Ainsi, une revue bien connue a montré que, dans les essais cliniques, il existait un biais en faveur d'une molécule, lorsque le travail était sponsorisé par un industriel, qui ne pouvait pas être expliqué par autre chose que par l'intérêt financier.[14]

Les intérêts financiers sont donc significativement associés à la fraude, et celle-ci doit être détectée par la déclaration des liens d'intérêts. Les liens d'intérêts s'entendent comme liens financiers directs ou indirects. Les projets de développement scientifique destinés à valoriser les travaux ne sont pas

14. Andreas LUNDH, Joel LEXCHIN, Barbara MINTZES, Jeppe B. SCHROLL, Lisa BERO, "Industry sponsorship and research outcome", *Cochrane Database of Systematic Reviews*, 2017 Feb 16, 2(2):MR000033.

réellement de la même nature, et peuvent difficilement être évalués. En effet, il existe des pays, dont les États-Unis, où l'on peut déposer le brevet après la publication. Dans d'autres pays, en particulier en Europe, le brevet doit être déposé avant la publication. Ainsi, dans une situation exactement parallèle, un auteur américain peut déclarer qu'il n'a pas de brevet en cours, alors que l'auteur européen devra déclarer qu'il a déjà un brevet en cours. En pratique, tant que le brevet n'a pas rapporté d'argent ou n'a pas été cédé et rémunéré, il ne représente pas de conflits d'intérêts, et il est de même nature qu'une publication.

Les fraudes doivent entraîner une rétractation de publication. Dans mon environnement, j'ai eu l'occasion d'observer des fraudes. Un auteur qui cherchait à faire avancer très significativement son épreuve de titres avait testé, dans notre extension de laboratoire à Dakar, des moustiques pour identifier leur espèce et l'incidence de leur infection par le paludisme.[15] Or un

15. Mamadou Ousmane NDIATH, Catherine MAZENOT, Cheikh SOKHNA et coll., "Retraction: How the Malaria Vector *Anopheles gambiae* Adapts to the Use of Insecticide-Treated Nets by African Populations", *PLoS ONE*, 2016, 11(5):e0156196;
Mamadou Ousmane NDIATH, Seynabou SOUGOUFARA, Abdoulaye GAYE et coll., "Retraction: Resistance to DDT and Pyrethroids and Increased kdr Mutation Frequency in *An. gambiae* after the Implementation of Permethrin-Treated Nets in Senegal", *PLoS ONE*, 2016, 11(5):e0156195;
Mamadou Ousmane NDIATH, Aurélie CAILLEAU, Seynabou Mocote DIEDHIOU, Abdoulaye GAYE, Christian BOUDIN, Vincent RICHARD et coll., "Effects of the kdr resistance mutation on the susceptibility of wild *Anopheles gambiae* populations to *Plasmodium falciparum*: a hindrance for vector control", *Malaria Journal*, 2014 Aug 30, 13:340;
Mamadou Ousmane NDIATH, Jean-Birram SARR, Lobna GAAYEB et coll., "Low and seasonal malaria transmission in the middle Senegal River basin: identification and characteristics of *Anopheles* vectors", *Parasites & Vectors*, 2012 Jan 23, 5:21;
Mamadou Ousmane NDIATH, Anna COHUET, Abdoulaye GAYE et coll., "Comparative susceptibility to *Plasmodium falciparum* of the molecular forms M and S of *Anopheles gambiae* and *Anopheles arabiensis*", *Malaria Journal*, 2011 Sep 19, 10:269.

autre investigateur, deux ans plus tard, en cherchant les boîtes qui avaient contenu ces mêmes moustiques, avait constaté que les moustiques n'avaient pas été analysés. Les travaux putatifs avaient fait l'objet de cinq publications, qui ont été rétractées. Cette équipe était totalement autonome, et je n'étais pas parmi les auteurs. Voilà typiquement une fraude que j'ai pu observer. L'établissement de cette fraude a d'ailleurs demandé une enquête avec des rapporteurs internationaux, afin de ne pas amener à entacher la réputation d'un chercheur sans avoir des arguments solides.

Un élément qui est apparu récemment comme étant la source de fraudes a été l'arrangement cosmétique de documents figurant dans les résultats qui n'étaient pas les documents bruts. Pendant longtemps, certains auteurs, qui utilisaient des gels ou des images, ont renforcé le contraste, forcé le trait, fait des photomontages pour illustrer leurs travaux d'une manière plus convaincante. Cette stratégie n'est pas acceptable, et n'est plus acceptée, même si elle n'est pas de même nature que la tricherie pure et simple.

Par ailleurs, de nombreux outils permettent, très facilement, d'identifier ce type d'erreur et de manipulation, qui a été un des premiers objets de reconnaissance de manipulation de données rapporté par PubPeer. D'une manière intéressante, plusieurs des cas qui ont fait l'objet d'investigations ont mené à la conclusion qu'il s'agissait d'une faute, mais non d'une fraude, compte tenu du fait que la réalisation de nouveaux documents ou la nouvelle présentation des documents initiaux ne changeaient pas de façon significative le résultat.

Un des problèmes les plus difficiles, dans le domaine des fraudes, est celui des études multidisciplinaires ou multicentriques. En effet, aucun des auteurs n'a, dans ces domaines, la capacité et/ou la possibilité d'avoir toutes les données en main. Une étude multidisciplinaire peut comporter des séquences génétiques, des éléments immunologiques de biologie cellulaire, biochimiques, et les chercheurs, individuellement, ne sont pas capables d'évaluer la pertinence et la qualité de toutes les données disponibles. À terme, il sera nécessaire, comme cela est de plus en plus demandé, de préciser clairement quelle est la responsabilité de chacun dans un travail publié, de façon à ne pas pénaliser l'ensemble des auteurs quand l'un d'eux seulement a fait une erreur ou a manipulé des données. Or, dans le cas de boîtes à moustiques que j'ai cité, et qui est arrivé dans une annexe de mon laboratoire, alors que seul celui qui était censé avoir réalisé la manipulation savait qu'en réalité il ne l'avait pas réalisée, l'ensemble des auteurs qui ont analysé les résultats avaient été pénalisés par ce phénomène.

Erreurs

Il existe, incontestablement, des erreurs possibles dans l'exposition des données. Très heureusement, l'ensemble des données originales est de plus en plus mis sur des sites en ligne, où ces données peuvent être analysées et corrigées. Ainsi, il peut exister des erreurs de séquence, ainsi que des erreurs d'analyse des protéines, mais le fait que les données soient disponibles amène à pouvoir les rectifier, y compris dans une rubrique qui est proposée à cet égard dans les journaux, et qui s'appelle « Erratum ». Ainsi, j'ai eu, dans ma jeunesse, l'occasion de mesurer le génome d'une bactérie (*Rickettsia rickettsii*). Elle avait une taille significativement plus grande que ce que nous pensions au départ, ce qui nous surprenait. Et deux ans plus tard, nous nous sommes rendu compte que les cellules de cette rickettsie contenaient aussi une autre bactérie, beaucoup plus petite (un mycoplasme), et que l'analyse de la taille de la bactérie correspondait, en réalité, à l'analyse à la fois de cette bactérie et du mycoplasme qui la contenait. Ces données ont été corrigées dans les publications ultérieures. À l'époque, un collègue m'avait écrit pour me dire qu'il était surpris par cette taille, et que cela demandait probablement à être vérifié, ce qui nous a permis de rectifier cette erreur. Je n'avais pas d'intérêt à dire que cette rickettsie était plus grande, cela ne constituait pas une découverte, mais juste un phénomène d'observation qui avait introduit un biais que je n'avais pas observé.

Une autre erreur m'a coûté beaucoup plus d'ennuis. Dans mon laboratoire, nous analysions le rôle de la bactérie du typhus (*Rickettsia prowazekii*) dans les lésions vasculaires cérébrales. J'avais commencé à faire ce travail avec une étudiante en thèse, que je dirigeais pour la partie expérimentale sur la souris et pour la culture de la bactérie. Quand la recherche a commencé à concerner la biologie cellulaire, où je ne suis pas compétent, cette étudiante a travaillé sous la responsabilité du professeur Jean-Louis Mège et du docteur Christian Capo. Cela l'a amenée à tester ce qui fait que la bactérie était vivante ou tuée dans son effet sur les cellules humaines en culture. Or la bactérie n'a pas été annulée par le chauffage (à 65 degrés), ce qui montrait la persistance de cette activité. Ce papier a été revu deux fois dans le journal *Infection and Immunity*, qui fait partie du groupe de l'American Society for Microbiology (ASM). Il faut noter qu'à cette époque, en 2005, j'étais l'auteur qui avait le plus publié au monde dans l'American Society for Microbiology, et que je faisais partie de l'*editorial board* de deux de leurs journaux. Après la deuxième *review*, une nouvelle *review* a demandé que, en plus de l'inactivation à 65 degrés, une inactivation à 100 degrés soit réalisée. Mon étudiante l'a faite, et l'article a été renvoyé par Christian Capo, un chercheur extrêmement rigoureux qui partait à la retraite deux ans plus tard, et qui n'avait aucun intérêt à avoir un article de plus. Il se trouve que, au lieu de renvoyer le graphique de la nouvelle expérience à 100 degrés, il a renvoyé le graphique de la première expérience, qui était réellement très proche, en disant que c'était celui de la deuxième expérience. Le *reviewer* a constaté qu'il s'agissait de la même image, avec deux légendes différentes, et a suspecté une manipulation de figures. Il a renvoyé ces documents à Jean-Louis Mège, qui était l'auteur correspondant, et Christian Capo a répondu : « Oui, c'est vrai que c'est une erreur, voici les deux figures, voyez qu'elles sont très proches, et donc la bonne figure est le numéro 2 et non pas la première. Je les ai confondues. » Le rédacteur en chef du journal a demandé au directeur des journaux de l'ASM son avis, et celui-ci a décidé de refuser le papier et d'interdire à tous les auteurs du papier, y compris ceux qui n'avaient jamais vu les allers-retours des *reviews* (car ils n'étaient pas concernés par les questions posées), de publier pendant un an dans les journaux de l'ASM !

Par ailleurs, j'avais deux papiers qui étaient acceptés, et qui devaient être publiés dans d'autres journaux de l'ASM. Le président des journaux de l'ASM m'a demandé de rétracter mon nom ou de rétracter les papiers. Comme je n'ai pas voulu pénaliser les co-auteurs, j'ai rétracté mon nom, ce qui a permis à un de mes co-auteurs de faire l'usage de ce papier pour me nuire ultérieurement.

Je me suis plaint auprès de l'ASM. J'étais nommé académicien de l'ASM, et l'ASM, consciente de la mesure excessive prise pour ces conditions très précises, m'a donné le plus grand prix qui existait à l'époque dans cette société : la lecture d'ouverture du congrès de l'ICAAC (qui était le congrès le mieux doté de l'ASM). Cette histoire est ressortie au moment de ma première demande de fondation de l'infectiopôle Sud, l'ancêtre de l'IHU, auprès du ministère de l'Intérieur, grâce à un mail malveillant.

Fort heureusement, le fait que, moins de six mois après, j'aie été nommé par la même société à son prix medico-biologique le plus connu a arrêté l'histoire, qui avait été soulevée par une journaliste belge auprès du ministère de la Recherche, d'après l'information de ce que je pense être un collègue malveillant. Nous avons publié ce même article ultérieurement dans un autre journal, avec les deux figures.[16]

*

Il faut bien imaginer que, depuis cette époque, une vigilance accrue a porté sur le risque et l'erreur. Il arrive que ce type d'erreur se produise du fait qu'un étudiant trop zélé

---

16. Yassina BECHAH, Christian CAPO, Georges E. GRAU, Didier RAOULT, Jean-Louis MEGE, "A murine model of infection with *Rickettsia prowazekii*: implications for pathogenesis of epidemic typhus", *Microbes and Infection*, 2007 Jun, 9(7):898-906.

veuille montrer des données plus significatives, et il est difficile d'y échapper sans la possibilité de vérifier précisément les données initiales. Ces erreurs peuvent être très pénalisantes.

Cette histoire d'erreurs de graphiques est ressortie quelques années plus tard, quand le journal *Science* m'a demandé l'autorisation de faire mon portrait, qui s'appelait, à l'époque, *Profile*.[17]

C'est une grande gloire d'avoir son profil dans *Science*. J'ai donc accepté, et une journaliste scientifique française est venue m'interviewer. J'ai eu une très grande surprise lorsque j'ai vu que l'article consacrait 25 % de son espace à cette histoire (alors que ce qui intéressait les personnes de *Science* était ma découverte des virus géants) et qu'au demeurant, l'article comportant les erreurs graphiques n'avait jamais été publié. Il n'y a donc jamais eu d'erreur publiée, mais une erreur détectée avant publication. La

17. Catherine MARY, "Didier Raoult profile. Sound and fury in the microbiology lab", *Science*, 2012 Mar 2, 335(6072):1033-5.

journaliste prétendait, par ailleurs, qu'il n'y avait pas une figure mais quatre, ce qui amenait vraiment des soupçons considérables, et qu'à part ce phénomène, j'avais aussi diffusé des séquences avec des erreurs. Cela a réémergé lors de l'épisode avec la chloroquine, pour montrer ou tenter de démontrer que j'étais un fraudeur connu. Comme je l'ai dit, aucune fraude n'a été publiée, pas même une erreur n'a été publiée. Aucun article n'a été rétracté, ce qui aurait été la signature de la fraude.

J'ai écrit un article de correction, dans *Science*[18] qui a été publié, expliquant clairement que les propos de la journaliste étaient faux et qu'il y avait une erreur sur une figure, qui avait été rectifiée, et que par ailleurs cette journaliste présentait des liens d'intérêts avec le groupe industriel Danone, pour qui elle avait travaillé comme free-lance, et avec qui j'avais eu l'année précédente un conflit à propos de leurs prétentions sur des effets immunitaires de leurs yaourts, non prouvés.

---

18. Didier Raoult, "Sound and fury, clarified", *Science*, 2012 Apr 13, 336(6078):152, 155.

Je soupçonnais, et soupçonne encore, qu'il y avait un lien entre les deux. Dans tous les cas, elle avait un lien d'intérêts qu'elle aurait dû déclarer, puisque cela était le début de mon travail sur le microbiote, qui avait fait beaucoup de bruit, et qu'elle n'en touchait pas un mot dans l'article sur mon profil. Après la rectification, j'ai poursuivi la journaliste pour diffamation. Car des erreurs du genre de celle des graphiques, quand on peut prouver sa bonne foi, ne devraient pas dépasser le stade de l'erratum en fin de page du journal.

Négligence

La négligence consiste à se tromper pour des éléments qui ne changent pas la signification du papier. En particulier, se tromper de numéro d'essai ou se tromper de numéro d'accord de comité d'éthique, ce qui est arrivé dans plusieurs de mes papiers. Je reconnais que je ne vérifie pas systématiquement le numéro mis par l'étudiant qui rédige son article. La publication scientifique est toutefois scientifiquement exacte. Cela peut relever, au pire, d'un erratum, certainement pas d'une rétractation.

Plagiat

D'autres problèmes sont plus difficiles à évaluer, tels que le plagiat. Il existe deux types de plagiat.

D'abord le plagiat réel, qui consiste à prendre, in extenso, des données déjà publiées par d'autres, et de les reproduire sans en donner la source. Cela constitue moins un problème de science (sauf s'il y a un plagiat des résultats) qu'un problème d'éditorial ou de morale éditoriale.

Ensuite, encore plus compliqué, on trouve l'autoplagiat, qui consiste à reprendre des données que l'on a déjà publiées, pour les remettre non pas dans les résultats (ce qui correspondrait à une duplication de résultats), mais dans les éléments de commentaire, l'introduction ou la discussion dans l'article. L'autoplagiat est mal vu des éditeurs plus que des scientifiques, de mon point de vue. Les éditeurs considèrent, d'une manière étonnante, que nous avons cédé la propriété des articles que nous avons écrits (parfois pour lesquels nous avons été payés), et que cette propriété devient ensuite exclusivement la leur. Réaliser un plagiat d'un auteur (y compris soi-même) est considéré par l'éditeur comme étant le vol d'une propriété lui appartenant. Mais le plagiat est très rare, du fait que les outils mis en place par les éditeurs pour le détecter sont extrêmement performants. Cela amène parfois à des excès. Ainsi, lorsque l'on fait des analyses dont la méthode est reproduite, le fait de reproduire intégralement la technique utilisée ne représente en rien une faute, ni morale, ni scientifique, ni technique. Elle sera néanmoins détectée par l'éditeur, qui considérera qu'il y a là un plagiat.

Duplication

La duplication des publications est aussi un problème, quand elle correspond au même travail. La partie commune du nouveau travail avec l'ancien doit être clairement explicitée dans l'article, de façon à ne pas tromper le lecteur scientifique sur l'existence de données nouvelles. Toutefois, l'inclusion de données précédentes, de faible volume dans des séries de plus grand volume, a un intérêt scientifique indéniable, et l'évaluation d'une sous-section d'une très large étude peut avoir un intérêt scientifique aussi important. Cela est d'ailleurs assez communément réalisé.

Scientific misconduct

Parmi les mauvais comportements scientifiques, il en existe plusieurs (auxquels je suis particulièrement attentif, parce que concerné) qui sont que certains auteurs ignorent, ostensiblement, les travaux réalisés avant eux sur le même sujet et avec des résultats identiques ou opposés. Cette erreur, considérée pendant longtemps comme un élément majeur de *scientific misconduct*, est de plus en plus commune, et de moins en moins corrigée.

J'ai ainsi eu l'occasion de mettre au point, pour la première fois, les diagnostics moléculaires sur la pulpe dentaire de squelettes anciens, pour y faire le diagnostic de la peste, dans un papier publié en 1998.[19] Ce papier a

---

19. Michel DRANCOURT, Gérard ABOUDHARAM, Michel SIGNOLI, Olivier DUTOUR, Didier RAOULT, "Detection of 400-year-old *Yersinia pestis* DNA in

soulevé encore une fois une hostilité importante (en particulier sur les réseaux sociaux et sur Wikipédia), laissant penser que cela pouvait être une erreur due à un artefact que j'avais réalisé, et que la pulpe dentaire ne représentait pas un bon prélèvement pour traiter ce sujet. En réalité, depuis, la pulpe dentaire est le prélèvement le plus utilisé, partout dans le monde, pour les études génétiques anciennes. Tous les travaux réalisés par des laboratoires, familiers avec les techniques moléculaires, ont confirmé que la peste du Moyen Âge était bien due à *Yersinia pestis*, et non pas au fantasme, qui circulait à l'époque, d'une fièvre hémorragique qui reviendrait de façon cyclique. D'une manière intéressante, le papier qui a conclu cette histoire, publié dans *Nature*, était présenté comme étant le premier papier qui confirmait l'existence de *Yersinia pestis* chez les hommes du Moyen Âge, sans citer aucune des

---

human dental pulp : an approach to the diagnosis of ancient septicemia", *Proceedings of the National Academy of Sciences of the United States of America*, 1998, 95:12637-40.

17 publications antérieures[20], et se présentait comme un papier entièrement original dans ses conclusions concernant cette maladie. J'ai écrit au journal pour demander qu'il y ait une rectification, et cela n'a pas été fait. J'avais d'ailleurs été surpris qu'étant le plus cité dans ce domaine, je n'aie pas été sollicité comme *reviewer*, alors que *Nature* n'avait pas hésité à me solliciter à d'autres reprises. Je pense que l'auteur avait demandé que je ne fasse pas partie des *reviewers*, car je connaissais entièrement la bibliographie non citée.

Les erreurs ou les interprétations sur les éléments réglementaires

Parmi les erreurs ou l'interprétation comme une erreur de la réglementation, le problème de la couverture éthique est devenu un point important. C'est d'autant plus important qu'en général, les personnes responsables de

20. Iosif Lazaridis, Nick Patterson, Alissa Mittnik, Gabriel Renaud, Swapan Mallick, Karola Kirsanow et coll., "Ancient human genomes suggest three ancestral populations for present-day Europeans", *Nature*, 2014 Sep 18, 513(7518):409-13.

ce domaine, dans les journaux, ne sont pas des spécialistes réels de l'éthique. C'est ainsi – j'en ai parlé au début de ce livre – qu'un journal nous a demandé si nous avions eu un consentement éclairé des chimpanzés que nous avions prélevés (en pratique, on avait prélevé leurs selles) !

Par ailleurs, il existe des interprétations très différentes de la nature des éléments réglementaires d'un pays à un autre. La loi française est différente de la loi américaine ou de la loi sénégalaise dans ses exigences. Concernant les déchets (en particulier les matières fécales) ou tout ce qui est rejeté par l'Homme, et mis à la poubelle, quand cela ne comporte pas d'identification humaine (prélèvements anonymisés et absence d'analyses génétiques), théoriquement ce n'est pas considéré, par la plupart des autorités, comme devant faire l'objet d'un comité d'éthique ou d'un comité de protection des personnes, a priori, avant l'étude, mais relève d'une validation, éventuellement par un comité d'éthique local, pour vérifier qu'on entre bien dans ce cadre. Toutefois, ce n'est pas toujours le cas. Par exemple, dans un projet de recherche que j'avais déposé auprès de l'Agence nationale de recherches sur le sida et les hépatites (ANRS) pour analyser le microbiote de patients infectés dont on nous aurait transmis les selles de façon anonymisée, les membres du comité d'éthique avaient demandé un droit de retrait des matières fécales pendant sept jours. C'est-à-dire que les personnes qui nous avaient déposé, volontairement, des selles qui étaient anonymisées pour pouvoir être analysées avaient la possibilité de venir, dans les sept jours, réclamer qu'on leur rende leur matière fécale ! C'est un extrême que je n'ai pas vu dans d'autres situations.[21]

Globalement, le comité d'éthique du CNRS nous a écrit qu'à partir du moment où nous étudiions les microbes des selles qui étaient émises, celles-ci n'appartenaient plus à personne, et que ce qui était de l'ordre du déchet, obtenu sans prélèvements traumati-

21. *Physiopathology study of the microbiota biodiversity of HIV seropositive patients* (MICROGUT), https://en wikipedia org/wiki/Dong-Pyou_Han 2020.

sants (tubes sanguins, biopsies, liquide céphalo-rachidien), ne justifiait pas d'une analyse par le comité de protection des personnes.

D'autre part, la véritable référence internationale est la convention d'Helsinki, qui dit qu'on ne peut pas faire de prélèvements chez un patient pour faire de la recherche sans son approbation, ou son absence d'opposition.

Les conflits d'intérêts

Il existe des conflits d'intérêts relativement simples à analyser. Les personnes qui reçoivent une gratification, pour une raison ou pour une autre, qu'il s'agisse d'un enrichissement direct (de l'argent) ou d'avantages en nature, ont un lien d'intérêts avec celui qui leur procure ces avantages. Et c'est un élément désormais majeur en médecine, car le plus grand financeur de la recherche médicale est devenu, dans les pays occidentaux, l'industrie pharmaceutique. Ainsi, en France, le budget alloué par l'industrie pharmaceutique à la recherche médicale est supérieur à celui de l'institut national pour la recherche médicale : l'INSERM. Or en 2020, une confusion certaine s'est développée, où les récompenses de l'INSERM et les légions d'honneur ont été distribuées majoritairement, dans le domaine de la recherche médicale, à des acteurs ayant des liens d'intérêts avec Gilead, ce qu'on peut facilement vérifier sur Internet.

Certains auteurs ont tendance à penser qu'ils ont rendu un service pour cet argent, et qu'ils n'ont donc pas de conflits d'intérêts, même lorsqu'ils s'expriment sur ce sujet, ce qui est, au mieux, une naïveté. Le fait d'avoir fait une conférence pour un industriel, et ensuite de s'exprimer à propos de ses produits, est bien un conflit d'intérêts : c'est-à-dire que le lien avec l'industrie peut biaiser l'interprétation des données. Un conflit d'intérêts ne concerne, toutefois, que les liens d'intérêts qui risquent d'influencer le résultat d'un travail ou d'une recommandation.[22]

Actuellement, pour la médecine, il est assez facile de se renseigner pour savoir qui

22. Dennis F. Thompson, "Understanding financial conflicts of interest", *The New England Journal of Medicine*, 1993 Aug 19, 329(8):573-6.

a des liens d'intérêts. En effet, le gouvernement français avait créé, lorsque Xavier Bertrand était ministre de la Santé, un site qui s'appelle sante.gouv.fr, repris par Euros For Docs (les deux donc accessibles sur Internet) et qui rapporte, sur les six dernières années, l'ensemble des financements par l'industrie pharmaceutique qu'ont reçus les praticiens.

Il a été aussi frappant, pendant l'épisode de la COVID, que pour ce qui concerne nombre d'auteurs scientifiques français, ils n'aient jamais déclaré leurs conflits d'intérêts avec le laboratoire Gilead, fabricant du médicament qu'ils devaient évaluer, et qui allait finalement être acheté à hauteur d'un milliard d'euros par l'Europe, malgré une évaluation négative.

La présence, à différents niveaux décisionnels, de médecins ou de scientifiques ayant des liens d'intérêts importants au cours des six dernières années avec Gilead a été négligée, et l'obstination avec laquelle j'ai été scruté par PubPeer et par Élisabeth Bik n'a pas eu la même virulence pour ces investigateurs pour lesquels le travail était relativement simple. Enfin, dénigrer un concurrent du produit fabriqué par un industriel qui vous a payé constitue bien sûr un conflit d'intérêts qui doit être déclaré.

*

Le niveau d'adhésion à la déclaration de conflits d'intérêts est plus ou moins important. Il est, en France, assez peu respecté, ou du moins l'a été assez peu dans l'affaire de la COVID-19. Encore une fois, pour qu'il y ait conflit d'intérêts, il faut qu'il y ait un lien d'intérêts rémunérateur. Participer à une start-up, ou à un brevet non utilisé, peut difficilement représenter un conflit d'intérêts. Par ailleurs, dans les conflits d'intérêts, les niveaux financiers jouent un rôle. En effet, il y a des gens qui reçoivent des financements inférieurs à 5 % de leurs revenus, et sont probablement peu enclins à changer leur point de vue par rapport à ceux qui en reçoivent 50 %. Les conflits d'intérêts sont parfois difficiles à identifier quand les financements ont été réalisés d'une manière internationale, évitant les déclarations nationales sur le tableau, ou quand il ne s'agit pas de médecins, comme madame Castagliola, qui a déclaré avoir touché de l'argent de Gilead. Elle a été grand prix de l'INSERM, commentatrice habituelle des médias sur le COVID-19, et signataire de tribunes hostiles.

S'agissant des conflits d'intérêts, il existe deux éléments au moins aussi importants qui sont tout à fait négligés. En premier lieu, le conflit d'intérêts concerne les gens qui évaluent la priorité et la qualité d'une publication ou de projets scientifiques. On commence maintenant à demander aux rapporteurs s'ils ont des conflits d'intérêts financiers identifiables, mais cela n'est pas nécessairement la règle. Les éditeurs ne signalent pas leurs propres conflits d'intérêts, et ont parfois des conflits d'intérêts qui devraient les empêcher de prendre la responsabilité de publier ou de ne pas publier un article, voire un numéro spécial. Par exemple, j'ai eu la mauvaise surprise de voir tous mes articles concernant le COVID (compte tenu de mes stratégies thérapeutiques) être systématiquement refusés, sans révision, par le journal *Clinical Infectious Diseases* (dont j'avais été l'auteur le plus publiant au monde). Le nouveau rédacteur en chef a un lien d'intérêts avec Gilead, puisqu'il fait partie du *board* de cette entreprise. Dans ces conditions, il paraît difficile de demander aux auteurs leurs conflits d'intérêts quand le rédacteur en chef qui décide du sort des papiers qui sont envoyés a, lui-même, un conflit d'intérêts financier.

*

Par ailleurs, les conflits d'intérêts personnels ou idéologiques jouent un rôle au moins aussi important que les conflits d'intérêts financiers. On a la possibilité, maintenant, dans un certain nombre de journaux, de proposer soi-même des rapporteurs, ou de refuser des rapporteurs avec qui on est en conflit. D'autre part, la qualité des rapporteurs, actuellement, compte tenu de l'augmentation considérable du nombre d'articles et du nombre de revues, va probablement décliner d'une manière significative, étant donné la difficulté à pourvoir au besoin. Enfin, il y a peu de journaux purement académiques, ne vivant pas de financements issus de l'industrie pharmaceutique. Malheureusement, les grands journaux médicaux et scientifiques en vivent, et cela entraîne des biais de sélection et de publication parfois stupéfiants. Ainsi, le premier papier publié sur le Remdesivir, par le *New England Journal of Medecine*, est une collection de cas pris dans différents pays, sans éléments comparatifs, avec des conclusions qui ne peuvent pas être justifiées par une étude non comparative,[23]

---

23. Hongchao PAN, Richard PETO, Ana-Maria HENAO-RESTREPO et coll., "Repurposed Antiviral Drugs for COVID-19 - Interim WHO Solidarity Trial Results", *The New England Journal of Medicine,* 2021 Feb, 11;384(6):497-511;
François-Xavier LESCURE, Lila BOUADMA, Duc NGUYEN et coll., "Clinical and virological data of the first cases of COVID-19 in Europe: a case series", *The Lancet Infectious Diseases*, 2020 Jun, 20(6):697-706.

et la publication, par le *New England Journal of Medecine* et le *Lancet*, de travaux rédigés par des auteurs n'ayant rien à voir avec le domaine, rapportant plus d'une dizaine de milliers de cas collectés dans le monde entier, s'est avérée être une fraude massive, qui n'a pu franchir le cap de l'édition que pour des raisons incompréhensibles sur le plan médical et scientifique.[24]

Il est à noter que le papier publié dans le *Lancet* qui a amené la décision, prise en moins de vingt-quatre heures, d'interdire l'hydroxychloroquine dans les essais thérapeutiques (restée définitive en France mais temporaire à l'OMS) témoignait, bien sûr, d'une

---

24. Mandeep R. Mehra, Sapan S. Desai, Frank Ruschitzka, Amit N. Patel, “RETRACTED: hydroxychloroquine or chloroquine with or without a macrolide for treatment of COVID-19: a multinational registry analysis”, *The Lancet*, 2020 May 22;
Mandeep R. Mehra, Sapan S. Desai, SreyRam Kuy et coll., “Cardiovascular Disease, Drug Therapy, and Mortality in COVID-19”, *The New England Journal of Medicine*, 2020 Jun 18, 382(25):e102.

fébrilité dangereuse, mais n'a pas entraîné, pour l'instant, de poursuite des auteurs du papier qui ont joué un rôle important dans le domaine de la santé publique. Je rappelle que maintenant, depuis mai 2021, nous savons que le produit toxique pour le cœur est le Remdesivir, et qu'il est significativement plus toxique que l'hydroxychloroquine. Nous attendons toujours une information réelle, et non pas de la propagande, concernant ce sujet. Peut-être la verrons-nous, car il est douteux que le laboratoire qui fabrique le Remdesivir continue à inonder la planète avec ce médicament toxique, dangereux, inutile et coûteux.

– 4 –

L'INSERM ET L'IHU

Quand un institut en péril condamne les meilleures innovations

Le déficit de production de la recherche médicale française est identifié depuis longtemps, et il est lié à la haine que vouait aux médecins le nouveau directeur de l'Institut national de la santé et de la recherche médicale (INSERM), Philippe Lazard, dans les années 1980, et en particulier à ceux qu'il appelait les mandarins. À cet égard, il a décapité les quatre unités INSERM dirigées par les gens les plus glorieux de l'époque : celle du professeur Dausset, seul prix Nobel en activité ; celle de Georges Mathé, qui a inventé l'immunothérapie (un traitement qui est toujours utilisé dans les cancers de la vessie) ; celle du professeur Hamburger, qui a organisé la première greffe rénale en France ; et enfin celle du professeur Minkowski, qui a introduit la réanimation néonatale !

C'est le tableau de chasse le plus exceptionnel qu'il y ait jamais eu dans ce pays depuis la Révolution française, qui avait tué à la fois Lavoisier, Condorcet et André Chenier.

Philippe Lazard était polytechnicien. Il n'a jamais fait de recherche de haut niveau, et il croyait mieux savoir que tout le monde comment on en faisait et comment on l'évaluait.

Heureusement, dans le même temps, assez curieusement, le Comité national de recherche scientifique (CNRS), qui n'était pas un institut chargé de la recherche médicale, a vu la nomination d'un directeur médecin de très haut niveau, François Kourisky, auquel était associé un directeur de sciences de la vie d'un dynamisme exceptionnel, le professeur Paoletti, lui-même assisté d'un directeur général adjoint, le professeur Kazatchkine. Ce groupe du CNRS est allé recruter, dans les hôpitaux, de quoi créer les nouvelles unités de recherche, abandonnées par l'INSERM, dont la mienne faisait partie, ainsi que celles de nombreux autres cliniciens profondément méprisés par Lazard, qui m'a dit, face à face, que je n'étais pas fait pour faire de la recherche ! Lui qui n'en avait jamais pratiqué à un niveau quelconque…

Quoi qu'il en soit, au moment du sida, l'INSERM a refusé de s'en occuper, ce qui était incroyable ! C'était l'épidémie du xxe siècle. Il a été créé une agence spécifique, l'Agence nationale de recherches sur le sida et les hépatites (ANRS), pour s'en préoccuper.[25]

Pour ma part, j'avais fait venir à Marseille, dans les fonctions d'assesseur à la recherche, l'inventeur des *Current Contents* et du *Science Citation Index*, devenu depuis le Web of Science, devenu depuis Clarigate, qui était le site qui collectait les publications et leurs citations. Celui-ci nous avait remis un travail qui montrait que le domaine le plus faible en France était la recherche clinique. Cela est toujours

25. https://www.mediterranee-infection.com/wp-content/uploads/2020/03/bioterrorisme03.pdf

vrai : si l'on regarde les données actuelles mondiales dans la recherche médicale clinique, la France, eu égard à la taille de sa population ou de son PIB, se trouve à la 23e place en 2021. Pour traiter ce problème, Bernard Kouchner, lorsqu'il était ministre de la Santé, a inventé le Programme hospitalier de recherche clinique, qui n'a jamais été distribué par l'INSERM, mais par le ministère de la Santé. Ensuite, Philippe Douste-Blazy a séparé les divers financements destinés à la recherche pour les hôpitaux, en les basant sur des éléments de publications scientifiques. Malheureusement, cette dotation aux hôpitaux, la plupart du temps, n'a pas servi à aider directement la recherche médicale, qui est restée insuffisante.

Pour expliquer la raison de cette déficience, une réflexion a été menée par plusieurs scientifiques de haut niveau, dont Claude Griscelli et Jacques Marescaux, et s'est terminée sous la direction d'Arnold Munnich, devenu conseiller du président

Sarkozy. Celui-ci a proposé, dans le cadre du grand emprunt succédant à un travail de messieurs Attali, Juppé et Rocard, la création de structures de recherche indépendantes, afin de doter la France de clusters de science susceptibles de rendre notre pays compétitif.

C'est dans ce cadre qu'ont été créés les instituts hospitalo-universitaires (IHU), dont celui que j'allais diriger à Marseille. À l'époque, le directeur de l'INSERM et le directeur des sciences de la vie du CNRS étaient parfaitement en harmonie avec cette demande ; ils avaient d'ailleurs été présents quand nous avions demandé la création de ces instituts.

Mais les hommes changent à la tête des instituts, et leurs opinions changent aussi. Rapidement, le CNRS s'est désengagé, alors que le directeur des sciences de la vie de l'époque, le professeur Netter, était enthousiaste sur le sujet et l'est resté. Le professeur Sirota, lui, a été remplacé par Yves Lévy qui lui aussi s'est montré très hostile aux IHU, considérant que c'était le rôle de l'INSERM de s'occuper de cela, et que celui-ci n'avait pas à créer des instituts nouveaux à l'intérieur des CHU ou associés aux CHU.

Cette hostilité a eu des traductions très claires, d'autant renforcées quand l'épouse d'Yves Lévy, madame Buzyn, est devenue ministre de la Santé, ce qui a conféré à son mari une puissance considérable. Il a même réussi à faire se déclencher une tentative de révolution, à la suite d'un mécontentement d'une partie de mon personnel, au moment du déménagement à l'IHU de Marseille. Puis ce qui était un phénomène banal qui se serait résolu spontanément est devenu une inspection générale qui comportait un niveau de critiques et d'insultes franchement inhabituel. J'y ai répondu point par point sur le plan juridique, et j'attendais avec gourmandise toute tentative du ministère pour m'attaquer car j'étais sûr de gagner. J'en aurais fait une conférence de presse. Le ministère n'a rien tenté.

Mais bien sûr, ce rapport, d'une malveillance et d'une bêtise qui me laissent encore rêveur, a circulé dès que l'on a commencé à nous attaquer à propos de la chloroquine.

Cela m'indifférait. On ne peut pas imaginer créer le premier institut de recherche en France depuis l'Institut Pasteur sans déclencher, en particulier quand ce n'est pas à Paris, les réactions de rejet et d'intolérance qui sont toujours associées à l'apparition de phénomènes nouveaux. De toute manière, le professeur Lévy avait suscité, en dehors de nous, une hostilité du milieu scientifique qui était totalement nouvelle. Je n'avais jamais vu un directeur de l'INSERM être aussi détesté, ni une confusion des rôles entre un(e) ministre et le directeur d'un institut, qui dépendait de celui-ci, aussi surprenante dans un temps où l'on considérait que les députés n'avaient plus le droit d'employer quelqu'un de leur famille comme assistant parlementaire ! Il a fini par y être mis fin.

Entre-temps, j'étais sorti de l'INSERM, qui ne faisait plus partie ni des fondateurs ni des unités issues de l'unité de recherche que j'avais dirigée depuis vingt-cinq ans. Une opération de tentative de coordination des différentes structures de recherche françaises avait été réalisée, à la demande d'Arnold Munnich, auprès d'André Sirota (le directeur de l'INSERM de l'époque) pour mettre en particulier fin à l'indépendance de l'Agence nationale de recherches sur le sida et les hépatites, l'ANRS, qui n'avait plus de raison d'être, compte tenu du fait que la situation du sida, désormais, n'était ni plus ni moins grave que celle de l'asthme ou du diabète, et qu'on ne peut pas créer un institut par maladie. Cela était justifié au début du sida quand celui-ci était nouveau, incompris et sans thérapeutique, mais pas ultérieurement. Pour ce faire, monsieur Sirota a intégré l'ANRS dans l'INSERM de façon autonome, en gardant son directeur Jean-François Delfraissy et toute son équipe, pour créer un institut virtuel regroupant les forces de maladies infectieuses de l'INSERM, de l'ANRS, du CNRS et de l'Institut de recherche pour le développement (IRD). Le problème fut que, rapidement, les gens qui faisaient les essais cliniques depuis des années dans l'ANRS ont pris le pouvoir dans cette situation, et que, donc, ce n'est pas l'INSERM qui dirige les opérations, mais l'ANRS. L'INSERM est maintenant gouverné, dans le domaine des maladies infectieuses, par tous les anciens combattants du sida et des hépatites, dont l'essentiel des travaux apportés sur l'évaluation des traitements est mis en place par l'industrie pharmaceutique.

Quoi qu'il en soit, monsieur Gilles Bloch a été nommé après Yves Lévy. Je l'ai contacté pour avoir un rendez-vous. Nos secrétaires n'avaient pas réussi à l'obtenir, ce qui était étonnant. C'était, d'ailleurs, la première fois que je n'avais pas le numéro de téléphone privé d'un directeur de l'INSERM depuis bien longtemps. Pourtant, je connaissais monsieur Bloch, car il était au cabinet de madame Haigneré, ministre de la Recherche, en 2002, lorsque j'avais été chargé de mission par celle-ci, via son directeur de cabinet Bernard Bigot, pour mon rapport de 2002-2003. Monsieur Bloch connaissait très bien mon intention de créer des infectiopôles. Il avait, d'ores et déjà, à l'époque, entièrement négligé mes propositions à ce sujet et n'avait tenu compte d'aucune d'entre elles lorsque madame Haigneré est partie. On ne peut pas dire que je l'avais convaincu. Lorsqu'il m'a demandé quelle perspective je voyais entre l'IHU et l'INSERM, en 2019, je lui ai dit que cela ne pouvait pas résulter du caprice du directeur de l'IHU ni du directeur de l'INSERM, mais devait partir d'une stratégie définie d'intégration de l'IHU dans les projets de lutte contre les maladies infectieuses en France. Après, nous n'avons plus eu de contacts, et cela à l'exception du fait que les gens qui étaient des employés de l'INSERM et qui demandaient à revenir à l'IHU n'ont pas été autorisés à le faire par le directeur de l'INSERM. Et au cours de l'épidémie de COVID-19, celui-ci ne nous a jamais contactés. En revanche, il a fait pression sur notre ancien directeur général des hôpitaux de Marseille, pour faciliter le morcellement de la virologie à Marseille. Encore une fois, Gilles Bloch est un directeur qui n'a aucune lisibilité scientifique, qui n'a pas de formation dans les domaines de la santé, et qui épouse la coopération de l'INSERM, comme l'avait fait Yves Lévy, non pas dans une perspective, de mon point de vue, d'évolution de la qualité scientifique de la médecine en France, mais pour simplement défendre un institut en péril.

Quoi qu'il en soit, une des choses les plus tristes que j'ai vues à l'INSERM, avec qui j'ai toujours des rapports assez distants, a été la distribution des prix de l'INSERM. Connaissant ma réticence pour l'institut, le professeur Sirota m'avait demandé mon accord avant de me donner le grand prix de l'INSERM en 2010, sachant qu'il était possible que je le refuse. Je l'ai accepté car j'ai beaucoup d'estime pour monsieur Sirota. Onze ans plus tard, le grand prix de l'INSERM et les prix associés ont essentiellement concerné des gens dont la carrière scientifique était basée sur des essais thérapeutiques avec l'industrie pharmaceutique et qui ont eu des liens d'intérêts assez conséquents. Parmi eux, madame Costagliola, pour un montant inconnu, car elle n'est pas médecin pratiquant et donc n'est pas sur les listes d'Euros For Docs, mais qui a déclaré qu'elle avait reçu les financements de Gilead pour ses derniers papiers, dénigrant comme d'habitude l'hydroxychloroquine.[26]

*

En conclusion, l'état de l'INSERM, qui est devenu un clan hostile, doit poser question dans son organisation même. L'expérience a montré qu'il ne suffisait pas de nommer des directeurs de qualité (trois directeurs de qualité incontestable ont été nommés : les professeurs Griscelli, Bréchot et Sirota), sans que ceux-ci changent réellement l'évolution même de l'INSERM, qui ne gère toujours pas les finances les plus importantes

---

26. Florence Ader, Nathan Peiffer-Smadja, Julien Poissy et coll., "DisCoVeRy study group. An open-label randomized, controlled trial of the effect of lopinavir/ritonavir, lopinavir/ritonavir plus IFN-β-1a and hydroxychloroquine in hospitalized patients with COVID-19", *Clinical Microbiology and Infection*, 2021 May, 25:S1198-743X(21)00259-7, doi: 10.1016/j.cmi.2021.05.020.

de la recherche médicale, qui sont celles de la recherche hospitalière et de l'Agence nationale pour la recherche. Mais il n'y a rien de plus dangereux qu'une bête blessée, et les administrations ou les instituts en péril finissent par avoir des comportements que je ne crois pas dignes d'une véritable stratégie scientifique.

– 5 –

L'Agence nationale de sécurité du médicament (ANSM) et les comités de protection des personnes

Des jugements à l'emporte-pièce

L'Agence nationale de sécurité du médicament (ANSM) s'est embarquée, elle aussi, avec le ministère de la Santé, dans une croisade contre l'hydroxychloroquine. L'ANSM a très rapidement considéré que l'hydroxychloroquine était un médicament toxique pour le cœur, sans la moindre base connue autre que le fait que l'accumulation d'hydroxychloroquine, au cours d'années de traitement, entraînait une accumulation musculaire y compris pour le cœur, et, dans ces conditions, donnait des insuffisances cardiaques ou des arythmies. Nous verrons plus loin, grâce à la fuite des courriels récents entre le docteur Fauci et Jean-François Delfraissy, que Delfraissy avait pris la position de freiner, dès le départ, la volonté politique du président de la République d'utiliser l'hydroxychloroquine, bien qu'il ait observé, sur la publication que nous avions faite, qu'il existait quelque chose qui n'était pas insignifiant.

Encore une fois, nous avons traité une vingtaine de milliers de personnes avec l'hydroxychloroquine, sans qu'aucune n'ait présenté de manifestations cardiaques. Quoi qu'il en soit, l'Agence nationale de surveillance du médicament a rapidement pris une position très hostile, et le ministre de la Santé, monsieur Véran, ainsi que le Haut Conseil de la santé publique ont décidé, dans un premier temps, d'interdire la chloroquine, puis de la réserver aux hôpitaux après une réflexion collective, et enfin, ont été obligés de rétablir la possibilité de sa prescription aux gens qui prenaient de l'hydroxychloroquine depuis des années pour un lupus érythémateux disséminé ou une polyarthrite rhumatoïde. Nous avons demandé à l'ANSM, après avoir publié 3 000 cas de traitement du COVID par l'hydroxychloroquine, d'avoir une autorisation temporaire de traitement, usage qui nous a été refusé. La même autorisation a été attribuée au Remdesivir de Gilead, en dépit du fait qu'aucune étude n'avait montré son efficacité, et qu'il ne se prescrivait que par perfusion pendant dix jours (ce qui est accompagné dans toute la littérature d'au moins 5 % de complications sévères), et qu'il était associé aussi à des insuffisances rénales.

Ainsi, pour des raisons qui, là encore, laissent perplexe, un médicament inconnu qui n'avait pas fait la preuve de son efficacité, qui était toxique et dangereux, a été préféré à un médicament utilisé depuis soixante-dix ans chez des gens qui en prennent pendant plusieurs années de suite.

Nos données de thérapeutique étaient celles basées sur les maladies infectieuses et la virologie : la diminution ou la disparition des virus dans les prélèvements est la meilleure manière d'évaluer une efficacité thérapeutique antivirale, comme cela a été montré depuis très longtemps pour le virus du sida et le virus de l'hépatite C. Dans ces deux maladies, on mesure la présence ou l'absence de virus dans le sang, cette dernière témoignant de l'efficacité thérapeutique. Il en est de même pour les maladies bactériennes : la disparition de la bactérie, sous traitement, est le meilleur indicateur de l'efficacité du traitement. D'ailleurs, la multiplication des essais thérapeutiques aveugles, sans mesurer les charges virales, témoigne de l'emprise qu'a l'industrie sur les thérapeutiques, car bien entendu, si l'on ne mesure pas la charge virale, on ne peut pas mesurer l'efficacité thérapeutique.

Cependant, compte tenu des critiques multiples que nous avons eues, de l'interdiction du médicament et de l'absence de thérapeutiques nouvelles, nous avons été amenés à faire des demandes d'essais thérapeutiques. En effet, il est étonnant, pour nous, que l'État français n'ait pas organisé une thérapeutique utilisant l'hydroxychloroquine et l'azithromycine dans un bras, et un placebo dans l'autre, s'il pensait que c'était nécessaire. Pour nous, l'efficacité de cette thérapeutique

que nous avions trouvée rendait immoral de faire un essai contre placebo avec des patients. Si l'État tenait à faire confirmer ce traitement par d'autres équipes, c'était à lui d'assumer ce rôle.

Il est intéressant à cet égard de voir que, dans l'un des papiers majeurs publiés par les Chinois, ceux-ci rejoignent notre sens de la morale, et qu'ils écrivent : « Nous n'avons pas mis de bras placebo, car cela n'est pas conforme à notre idée de l'éthique médicale dans notre pays. » C'est encore une leçon à apprendre, qui n'est pas négligeable. Un médecin soigne !

Quoi qu'il en soit, nous avons déposé quatre projets scientifiques successifs, permettant d'évaluer, en particulier dans les EHPAD, notre protocole thérapeutique. En effet, parmi nos travaux, l'un avait été fait en EHPAD, comparant la mortalité chez les sujets non traités et chez les sujets traités. Chez les sujets non traités, dans cette tranche d'âge, la mortalité était de 28 %, et de 14 % chez les sujets traités, donc divisée par deux. Récemment, nous avons eu l'occasion de faire une méta-analyse sur les traitements chez les sujets d'EHPAD ou de leur équivalent dans le monde, et de montrer que toutes les études allaient dans le même sens.[27] Ces études ont été rejetées par les comités de protection des personnes, dont l'une (la plus étonnante) où il n'y avait aucun universitaire. Le comité a jugé que le professeur Brouqui et le professeur Million n'avaient pas suffisamment d'expérience de la recherche clinique pour mener ce type de travaux.[28] Il est facile de regarder les épreuves de titre, sur PubMed, de Matthieu Million et de Philippe Brouqui pour comprendre jusqu'à quel point le délire a pu aller dans ce domaine.

---

27. Matthieu MILLION, Jean-Christophe LAGIER, Didier RAOULT et coll., "Early combination therapy with hydroxychloroquine and azithromycin reduces mortality in 10,429 covid-19 outpatients", *International Journal of Infectious Diseases*, 2021, in press.
28. https://www.youtube.com/watch?v=YprfFTmgOr8

– 6 –

LE *LANCETGATE*
La manipulation de l'information

Et puis, concernant les complications cardiaques, voilà qu'apparaît un article spectaculaire, publié dans le *Lancet*, qui est le journal scientifique ayant le plus haut taux d'impact, un journal célèbre depuis le XIXe siècle qui, dans une étude faite sur 90 000 personnes, en analysant l'utilisation de l'hydroxychloroquine et de l'azithromycine, conclut que 10 % des personnes qui ont reçu de l'hydroxychloroquine sont mortes d'un arrêt cardiaque. Se fondant sur cette publication, le ministre de la Santé, monsieur Véran, suspend tous les essais thérapeutiques en cours utilisant la chloroquine. Et le directeur de l'OMS prohibe maintenant toute utilisation de l'hydroxychloroquine.

Très rapidement, j'écris au *Lancet*, en leur disant que cette publication est probablement un faux. Une pétition circule avec le tropicaliste le plus célèbre du monde, Nick White, d'Oxford, disant : « Ce papier n'est pas vraisemblable, nous voulons savoir qui en sont les auteurs. Ils sont totalement inconnus de notre monde, qui les paye ? Qui sont les rapporteurs qui ont évalué ce papier juste invraisemblable pour qui a fait de la médecine tropicale ? »

L'analyse du papier montre que ses affirmations étaient totalement impossibles. Rapidement, d'ailleurs, les Australiens disent : « Comment pouvez-vous rapporter que vous avez analysé, en Australie, un nombre de patients hospitalisés supérieur à celui de tous les patients hospitalisés en Australie à ce jour ? » Les auteurs s'excusent rapidement en disant qu'ils ont confondu l'Asie et l'Australie ! Puis on découvre qu'aucun d'eux n'a la moindre connaissance, ni aucune spécialisation dans ce domaine, que leur directrice est une star du porno, et qu'ils ont publié peu de temps avant un papier qui avait à peu près le même niveau de crédibilité dans le *New England Journal of Medicine*. Il est spectaculaire de voir que toutes les digues ont été rompues à cette occasion, et qu'une équipe de branquignoles inconnus a pu raconter qu'ils avaient collecté 90 000 personnes, dont ils n'ont communiqué aucun des sites, et analysé des résultats qui sont tout à fait fantasmagoriques, que jamais personne n'a retrouvés.

Toutefois, cette publication a été rétractée, c'est-à-dire qu'il s'agit bien d'une fraude, cette fois. Le site PubPeer, qui a applaudi la qualité de cette publication, l'a probablement fait sans l'avoir lue. En effet, la publication du *New England Journal of Medicine* a par exemple rapporté l'appartenance ethnique de tous les patients, y compris ceux collectés en France, sauf que cela est totalement impossible et illégal. Dans le papier du *Lancet* étaient indiquées les caractéristiques ethniques et épidémiologiques – obésité, consommation de tabac –, et l'on trouvait exactement les mêmes proportions en Afrique, en Asie et aux États-Unis, ce qui ne correspond pas à mon expérience. Ainsi, il n'était pas possible que des rapporteurs ayant la moindre expérience croient à aucun de ces deux papiers, qui ont été rétractés mais qui n'auraient jamais dû être publiés, car ils sont restés collectivement dans les esprits.

Je considère que, tant que l'analyse critique, a posteriori, de ce travail n'aura pas été faite, nous resterons dans le délire pour l'hydroxychloroquine. Or, à ma connaissance, cela n'a pas été fait, ni par le ministère de la Santé, ni par l'OMS, ni par les journaux qui se sont rués sur cette information pour dire que nous étions des criminels. Il paraît même que Mona Ozouf a dit, dans une émission, que j'étais un criminel. Mes amis m'ont vivement recommandé de porter plainte contre elle. Toutefois, si j'avais dû porter plainte contre tous les gens qui m'ont insulté sur les plateaux télé, je passerais mon temps à porter plainte.

La manipulation de l'information

La manipulation de l'information, parfois, a été absolument spectaculaire. Par exemple, un ami m'avait communiqué l'existence d'un site, appelé Expertscape, en me disant :

« Bravo, tu es le premier au monde pour les maladies transmissibles. » C'est flatteur, j'étais très content. J'en ai fait état, puisque dans les vingt premiers les plus cités, il y avait trois ou quatre personnes de notre institut, et que, bien entendu, c'est plutôt agréable. J'ai parlé de ce classement devant la Chambre des députés, et j'ai eu la surprise, peu de temps après, de voir que j'avais disparu de ce classement, ainsi que tous mes collaborateurs de l'IHU. J'ai demandé au responsable de ce site Expertscape comment il avait réussi un tour de passe-passe pareil. Il m'a donné des explications confuses, auxquelles je n'ai pas cru, mais j'ai trouvé que les coïncidences malveillantes se multipliaient.

*

La presse scientifique a un problème majeur d'autorité et de crédibilité. Depuis plusieurs années, elle est devenue la cible, pour les journaux les plus cités, d'un financement vraiment spectaculaire par l'industrie pharmaceutique.

Parmi les modes utilisés par l'industrie pharmaceutique, l'achat massif de bons à tirer (articles sur papier que l'on peut distribuer indépendamment du journal), qui ne seront probablement jamais utilisés, peut constituer jusqu'à 50 % des revenus d'un journal comme le *Lancet* dans l'année. La liberté des journaux, dans ces conditions, est extrêmement compromise. Ainsi, la presse scientifique traditionnelle a, dans l'ensemble, présenté une hostilité considérable vis-à-vis de l'hydroxychloroquine. Qu'il s'agisse de *Nature* et de *Science* pour les journaux scientifiques, du *New England Journal of Medicine*, du *Lancet*, du *British Medical Journal* ou du *Journal of the American Medical Association* (JAMA) pour la presse médicale. Quant à la presse spécialisée, *Clinical Infectious Diseases* (CID), qui est le journal dont j'étais l'auteur le plus publié jusqu'en 2020, a désormais un rédacteur en chef qui fait partie du *board* de Gilead, et aucun des papiers que j'ai envoyés à ce journal n'a été « reviewé ». Par ailleurs, un numéro spécial que nous avions commandé à CID a été annulé à la dernière minute, nous mettant en difficulté. Il est vrai qu'il comportait plusieurs analyses dont nous pensions qu'elles étaient plus objectives que ce qui avait été publié jusqu'alors. Cet éditeur doit être remplacé bientôt, et je le souhaite pour la qualité de ce journal.

Heureusement, un phénomène nouveau est apparu, qui va permettre de changer les équilibres actuels de la presse. Premièrement, il existe de nouveaux venus dans la presse, des Indiens, avec le groupe Hindawi, et d'autres d'origine chinoise, avec le groupe MDPI, qui éditent plusieurs journaux touchant à la microbiologie et aux maladies infectieuses. Ces journaux ont un dynamisme incroyable, une vitesse significative. Ils ont été l'objet d'une bagarre terrible qui cherchait à les empêcher de se développer, mais ils ont fini par gagner, grâce à leur persévérance, et vont occuper une place, je crois, extrêmement importante, sinon prédominante dans les dix prochaines années, compte tenu de leur absence de censure sur les domaines qui intéressent l'industrie pharmaceutique. À ce stade, ces journaux n'ont pas la pression de l'industrie que supporte la presse scientifique. S'ils atteignent un certain niveau, la situation changera.

La presse et les journaux scientifiques

Comme toutes les crises, la crise du COVID, et plus particulièrement celle de l'hydroxychloroquine, a mis en évidence des évolutions lourdes de la presse. Concernant les journalistes, depuis Balzac[29], la majorité d'entre eux n'ont pas réellement changé. Ils s'intéressent aux « scoops », aux drames plus ou moins réels. J'ai eu l'occasion, lorsque j'étais président d'université, d'avoir à restructurer entièrement l'école de journalisme de Marseille, qui était dans un état terrible au niveau de son conseil d'administration, de ses enseignants, de sa formation et de ses locaux.

---

29. Honoré DE BALZAC, *Les Journalistes*, Éditions Arléa, 1998.

Nous étions en 1995-1996. Un des professeurs associés, journaliste professionnel, est venu me voir pour m'expliquer la nature et l'organisation qu'il donnait à sa formation des journalistes. Parmi ces explications, trois éléments majeurs me sont apparus chez cet homme qui était, compte tenu de ce qu'était ma formation de médecin et de scientifique, d'un cynisme extrême. Tout d'abord, alors que je lui demandais pourquoi ce qui les intéressait, c'était d'attirer l'attention plutôt que de donner de l'information utile, il m'a répondu, en me regardant comme si j'étais idiot : « Vous savez, nous ce qu'on vend c'est du papier. Si l'OM gagne, on vend 30 % de plus de journaux que si l'OM ne gagne pas. Nous, notre intérêt, c'est l'équilibre du financement du journal. Ça n'est pas notre rôle de faire de l'enseignement, et à peine celui de faire de l'information, en dehors de ce qui suscite un intérêt chez nos lecteurs. »

Je le revis, une autre fois, pour lui dire, à propos d'une information tout à fait fantasque qui avait été publiée dans son journal, comme dans beaucoup d'autres, suivie le lendemain par une information qui disait le contraire : « Mais quand même ! Je veux bien que votre rôle ne soit pas de faire de l'information, mais de là à dire une chose un jour et une autre le lendemain. » Il a ri, une deuxième fois, en me répondant : « Je pense que c'est vous qui ne comprenez pas. Un "journal", c'est la vérité du jour, comme son nom l'indique, comme l'indique le nom "quotidien". Le lendemain, il y aura une autre vérité, et nous n'avons pas à avoir honte de la vérité du jour précédent. »

Par ailleurs, les journaux ont un public, et ce public s'attend à y trouver des lignes générales dont ils ne sortiront pas. Compte tenu de la vitesse de l'information, il y a eu un renforcement des idées, totems et tabous – ce qui est inattaquable et ce qui est indicible – qui a entraîné de grandes révolutions de la pensée politique, y compris, d'ailleurs, en ce qui concerne les lois mémorielles sur le respect de la mémoire des victimes ou la révision de l'Histoire pour la rendre compatible avec les opinions de l'actualité.

Le troisième point est l'ajout du débat contradictoire où l'on interroge quelqu'un de non qualifié pour contredire un sachant.

Cette même observation peut bien sûr se faire pour les radios et les télévisions. Là, curieusement, se pose la question de maintenir éveillé l'intérêt, si possible, sur les chaînes continues, pendant plusieurs heures de suite. Parler pendant huit heures par jour du COVID-19 relève d'un tour de force inouï. On doit faire défiler toute une quantité de gens, et il est impossible de ne faire parler que ceux qui savent de quoi ils parlent. Cela explique pourquoi, de mon point de vue, ces défilés ressemblent plus à des conversations de bistrot qu'à de l'information. Il semble d'ailleurs que l'information réelle passe au second plan pour être remplacée par des bruits de couloir, des opinions, des affirmations de faux scandales.

D'autre part, la presse, les radios et les télévisions ont aussi une teinte qui dépend de leurs propriétaires. Celles qui appartiennent à l'État sont franchement progouvernementales et sans nuances. Tout ce qui est suggéré sur le plan gouvernemental est approuvé bruyamment. Celles du groupe de monsieur Drahi (BFM, RMC, *L'Express*, *Libération*...) sont d'une hostilité invraisemblable. Celles du groupe de monsieur Arnaud (CNN, *Les Échos*, Sud Radio) ont des opinions plus larges. Toutes les opinions sont représentées, y compris celles des gens qui me soutiennent. Toutefois, là aussi, l'empreinte de l'État peut être particulièrement importante si le groupe financier est entièrement dépendant de celui-ci. Les journalistes scientifiques spécialisés, eux, considèrent que leur opinion et leur capacité à juger sont suffisantes pour pouvoir trancher dans les débats complexes, ce que je ne crois pas possible. D'autant que la réalité scientifique ne sort pas des débats mais du temps, qui trie la réalité. Ainsi, concernant la chloroquine, la plupart des journalistes scientifiques de ces journaux ont-ils été d'une hostilité terrible, proche de celle de Citizen4Science ou de NoFakeMed, c'est-à-dire de gens qui croient avoir une connaissance de la science, ce qui, pour les scientifiques de mon niveau, laisse franchement sceptique !

D'une manière intéressante, nous avons aussi vu les hebdomadaires d'information se transformer en hebdomadaires mixtes (people et information). Ce mariage est impossible. Petit à petit, les deux se mélangent, et la partie d'information comme la partie éditoriale finissent par s'effacer, pour être remplacées par celle qui décrit les us et coutumes des personnalités les plus populaires, portant des jugements à l'emporte-pièce sur les humains plutôt que sur leur production.

Enfin se pose la question de la presse qui *était* scientifique. Les deux journaux anglais scientifiques et médicaux les plus célèbres, le *Lancet* et *Nature*, sont devenus des journaux d'opinion. La partie scientifique (les articles) est directement sur Internet. Bien entendu, elle est profondément biaisée par les opinions politiques et sociologiques des éditeurs qui, usuellement, n'ont pas le niveau scientifique suffisant pour réellement évaluer la qualité scientifique.

De surcroît, via la partie magazine de leur journal, ces journaux exposent leurs opinions politiques et sociales, qui sont généralement extrêmement tranchées. Ainsi le *Lancet* a-t-il fait campagne, pendant un an, contre Trump. Les gens qui travaillent dans ces journaux ont bien le droit d'avoir les opinions qu'ils veulent, mais transformer le *Lancet* en organe de propagande électorale aux États-Unis ne correspond pas au rôle que j'imagine qu'il doit avoir. Il en est de même dans *Nature,* où les opinions de la rédaction tournent en boucle sur le féminisme, la transidentité, qui sont des problèmes sociaux importants, mais on se demande si, réellement, cette répétition de prises de position à chaque numéro présente un intérêt pour un journal scientifique. Ce sont malheureusement des exemples de journaux qui ont été colonisés à la fois par des idéologues et par l'argent fou de l'industrie pharmaceutique. Dans ces conditions, il devient bien difficile de passer à la science réelle d'observation, mais fort heureusement, ces journaux sont mis en concurrence par toute la structure de publication des journaux d'Orient, d'Inde et de Chine, qui contrebalancent, d'une manière de plus en plus importante, le pouvoir de communication qu'ils avaient acquis à l'époque où ils faisaient purement leur travail. Enfin, Elsevier, maintenant, se présente d'abord comme le garant de l'équilibre des genres (nombre de femmes, d'hommes, de transsexuels) chez les éditeurs et les *reviewers*, plus que comme le garant de la qualité scientifique ou des non-conflits d'intérêts, ce qui devrait, pour un naïf, être leur priorité !

Ces deux éléments montrent (c'est ce que je tenterai d'expliquer) que l'usage de la chloroquine et celui de l'azithromycine ont été l'objet de très vastes manipulations. Mais, alors que quand on mettait le doigt sur une manipulation, dans le passé, on vous traitait de paranoïaque, actuellement, on vous traite de « complotiste ». Le fait de ne pas être d'accord avec la majorité n'est pas une tare. Il n'y a pas d'évidence historique que ce que pensaient la majorité des gens à un moment donné, si tant est qu'on le sache, ait représenté une réalité plus claire que ce que pensait la minorité. Enfin, dans les civilisations en plein bouleversement, il est temps de laisser s'exprimer les voix qui sont divergentes, au départ, afin de prendre le temps de trier, parmi celles qui se sont exprimées, celles qui auront un intérêt pour la société et celles qui n'ont n'auront pas.

Les préprints ou les publications mises on-line avant leur publication

Ce phénomène s'est développé depuis quelques années, avec un peu plus de retard pour les sciences biologiques et médicales que pour les autres, mais il a pris une ampleur particulière durant cette épidémie. L'intérêt de ces sites de prépublication est qu'ils ne sont pas censurés, qu'ils ne font pas perdre de temps, et qu'ils permettent d'éviter de se faire dépasser par des concurrents, y compris parmi ceux qui revieweraient vos papiers. Vous avez une date de soumission sur le site, qui vous permet de dater l'article en même temps.

Ces sites ont un double intérêt. D'une part, ils permettent une rapide diffusion des données, et d'autre part, ils permettent de voir les modifications entre la première et la dernière version d'un papier. Cela nous a amenés à constater, deux fois, que dans le *British Medical Journal*, on avait demandé aux auteurs de changer leurs données et leurs conclusions concernant l'hydroxychloroquine, pour rendre une conclusion neutre ou négative, alors qu'elle était positive au départ. Dans un cas, nous avons contacté l'auteur du papier, qui nous a priés de ne pas dire que c'était l'éditeur du journal qui lui avait demandé de retirer cette première version. L'autre cas a fait l'objet de communications disant que madame Costagliola avait communiqué avec l'auteur pour lui demander de retirer les éléments favorables à l'hydroxychloroquine. Cette chercheuse a des liens d'intérêts avec Gilead et n'avait pas dû pouvoir reviewer le papier.

Par ailleurs, un autre papier français rapportait l'utilisation de l'hydroxychloroquine avec l'azithromycine.[30] Un calcul très simple montrant que, dans ce groupe, aucun patient n'était passé en réanimation et aucun n'était mort, et que ceci était significativement différent de ce qui se passait avec les patients non traités par ce médicament. Les auteurs, que j'ai contactés, m'ont dit qu'ils considéraient qu'il ne fallait pas le mentionner, car cela ne faisait pas partie de leurs objectifs prioritaires, ce qui est extrêmement étonnant, compte tenu du vacarme qu'il y avait autour de cette stratégie thérapeutique. Je ne les ai pas crus.

---

30. Matthieu Mahévas, Viet-Thi Tran, Mathilde Roumier et coll., "Clinical efficacy of hydroxychloroquine in patients with covid-19 pneumonia who require oxygen: observational comparative study using routine care data", *The British Medical Journal*, 2020 May 14, https://doi.org/10.1136/bmj.m1844.

– 7 –

Les méthodologies et les essais
Impossible d'y débusquer les conflits d'intérêts

La méthodologie et la définition des essais ne sont pas une science exacte, pas plus que la plupart des autres sciences. Celles-ci sont dépendantes des mœurs, des habitudes et des champs thérapeutiques. Un exemple clair, c'est le paradigme du parachute. On n'a jamais testé en étude randomisée (faite en tirant au sort, et si possible de manière aveugle) si les gens qui sautaient en parachute mouraient moins que les gens qui sautaient de la même hauteur mais sans parachute. Tout le monde est donc bien d'accord sur le fait que, pour des situations extrêmes évidentes, il n'est pas nécessaire d'avoir des groupes contrôles, car on a des groupes historiques. Ensuite se pose la signification de la comparaison entre les études faites en tirant au sort et les études qui consistent à comparer, à l'intérieur de mêmes groupes ou entre un groupe traité récemment et un groupe historique, l'efficacité thérapeutique. Depuis plusieurs années, les méthodologistes et l'industrie insistent sur la nécessité de faire des études randomisées, et si possible dans différents endroits. Cela n'a pas de base scientifique évidente. Le site de la Cochrane Library, qui jusqu'à un passé récent était très rigoureux, avait fait un travail énorme sur plusieurs milliers d'études[31], et un papier avait été écrit, dans les bonnes années du *New England Journal of Medicine*, montrant qu'il n'y avait pas de différences significatives entre les essais randomisés et les études comparatives. Les essais randomisés sont censés éviter les biais, mais en réalité le biais le plus important est le conflit d'intérêts. Dans les autres cas, on ne voit pas trop quelle signification ou quel intérêt il y aurait

31. Andrew ANGLEMYER, Hacsi T. HORVATH, Lisa BERO, "Healthcare outcomes assessed with observational study designs compared with those assessed in randomized trials", *Cochrane Database of Systematic Reviews*, 2014 Apr 29, Art. No.: MR000034, DOI: 10.1002/14651858.MR000034.pub2.

à biaiser les résultats. En revanche, dans les études randomisées multicentriques, un seul groupe a accès à l'ensemble des données, et il peut définir les méthodes d'analyse. Éventuellement, quand il s'agit de l'industrie pharmaceutique, c'est ce même groupe qui écrira le travail, et donnera aux journaux scientifiques un droit de préemption sur la publication de cet article. Cet article a toutes les chances d'être très hautement cité, car tous les travaux réalisés avec les molécules de l'industrie en question citeront les journaux et les papiers de ces journaux. Ainsi, c'est un service à double composante : les journaux ont intérêt à publier ces travaux organisés par l'industrie pharmaceutique, et l'industrie pharmaceutique obtient de la crédibilité en publiant dans ces journaux.

D'une manière intéressante, un autre travail, publié par la Cochrane Library, met en évidence qu'il n'y a pas de moyens de distinguer, après publication, la qualité des études financées par l'industrie et celles qui ne le sont pas sur les mêmes molécules, sauf que celles qui sont publiées par l'industrie ont, significativement, plus de chances d'être favorables à la molécule testée que celles qui ne le sont pas.[32] Ainsi donc, ni la méthode ni l'analyse approfondie de la qualité du papier ne permettent d'éviter les biais liés aux conflits d'intérêts.

---

32. Andreas LUNDH, Joel LEXCHIN, Barbara MINTZES, Jeppe B. SCHROLL, Lisa BERO, "Industry sponsorship and research outcome", *Cochrane Database of Systematic Reviews*, 2017 Feb 16, Art. No : MR000033, DOI: 10.1002/ 14651858.MR000033.pub3.

– 8 –

La corruption, son analyse aux États-Unis et dans le reste du monde

Petite mise au point

Les États-Unis sont un pays où sont installés et se déploient la plupart des géants de l'industrie pharmaceutique. Cela comporte, incontestablement, un risque de corruption, mais c'est aussi associé à une habitude de punir les tricheurs qui est spécifique aux États-Unis. Ainsi, depuis 2000, 49 milliards de dollars ont été réclamés par la Food and Drug Administration (FDA, l'équivalent de notre ANSM) à l'industrie pharmaceutique pour des fraudes ou des tricheries. Par ailleurs, des procès ont été intentés, toujours aux États-Unis, pour tricherie et fraude auprès de pays étrangers, car on peut juger les industries commercialisant des produits aux États-Unis pour des actes commis à l'étranger, ce qui fut le cas pour la corruption en Chine et en Corée. Ainsi, la corruption n'est pas une question en soi, c'est une réalité. Et le problème n'est pas la tentative de corruption (qui est banale), c'est la lucidité des corrompus ou la force des États à lutter contre l'extension de la corruption. Un livre essentiel a été publié au Canada sur ce sujet en 2007 par l'ancien rédacteur en chef du *New Journal of Medecine*, Jerome P. Kassirer : *La Main dans le sac : médecine + affaires = danger pour la santé* (Éditions Le Mieux-être).

– 9 –

La lutte contre les conflits d'intérêts et la corruption

Quand les experts eux-mêmes ont des conflits d'intérêts avec les laboratoires et la presse scientifique

En France, les stratégies de lutte contre les conflits d'intérêts ont eu plusieurs étapes. La première a été la découverte de l'ampleur du problème au moment de la première utilisation des statines par Merck Sharp & Dohme. Le laboratoire avait organisé des congrès, plus ou moins fictifs, en Chine, qui commençait à s'ouvrir. Il invitait la quasi-totalité des médecins susceptibles d'être prescripteurs à assister sur place à un de ces congrès, associé à un épisode de tourisme. L'ampleur a été si colossale que l'État s'en est mêlé et que dorénavant, il est nécessaire de passer par le conseil de l'Ordre pour demander si cela ne crée pas un conflit d'intérêts, en particulier si l'accumulation de ces déplacements et leurs raisons correspondent à quelque chose qui entre dans une approche déontologique. Je ne suis pas sûr que cela soit appliqué avec une très grande rigueur.

Le deuxième grand épisode que je connaisse a été celui du Mediator. Pour le Mediator, c'est un collègue marseillais, le docteur Chiche, qui très tôt a attiré l'attention sur la dégradation de valves au cours de traitements par ce médicament. Ce collègue cardiologue a signalé cette situation à l'ancêtre de l'ANSM, qui a classé le dossier sans suite. Mais un autre collègue cardiologue lui a téléphoné pour le menacer. Les situations se répètent ! Finalement, quand Irène Frachon a sorti cette étude massive sur le Mediator, celui qui défendait le laboratoire Servier, le professeur Ravaut, était le même qui expliquait dans sa publication qu'il ne fallait pas comparer le résultat de l'hydroxychloroquine/azithromycine, du fait que ce n'était pas un objectif prioritaire.[33] Lors de

33. Matthieu Mahévas, Viet-Thi Tran, Mathilde Roumier et coll., "Clinical efficacy of hydroxychloroquine in patients with covid-19 pneumonia who require

l'investigation du problème du Mediator, interrogé comme expert, il avait « oublié » de déclarer qu'il était payé par Servier pour les défendre !

Quoi qu'il en soit, cette affaire a fait beaucoup de bruit, et a amené Xavier Bertrand, aidé par Dominique Maraninchi (un autre Marseillais devenu directeur de la toute nouvelle ANSM), à créer un site, transparence-sante.gouv.fr, sur lequel les conflits d'intérêts devaient être rapportés par les laboratoires, et non pas par les médecins. Les laboratoires ont l'obligation de déclarer tous les financements qu'ils font au médecin exerçant. Bien sûr, cela laisse échapper les personnes qui travaillent pour l'industrie, sans être médecins, puisqu'il n'y a pas d'obligation pour eux. Ainsi, plusieurs méthodologistes célèbres ne sont-ils pas identifiés. Par ailleurs, la manière dont ce site est organisé permet mal de comprendre l'ampleur du phénomène, compte tenu de sa subdivision entre les financements directs

---

oxygen: observational comparative study using routine care data", *The British Medical Journal*, 2020 May 14, https://doi.org/10.1136/bmj.m1844.

et indirects, et la nature de ces financements indirects. Toutefois, un autre site, Euros For Docs, regroupe l'ensemble de ces données, et permettait bien jusqu'ici de voir quels étaient les gens qui avaient reçu les financements les plus importants.

*

Il est nécessaire d'être conscients de la pression massive de l'industrie pharmaceutique et de la presse scientifique. L'industrie pharmaceutique est celle qui dégage les bénéfices les plus spectaculaires, en particulier depuis le début du XXIe siècle, en dépit du fait qu'extrêmement peu de molécules nouvelles ont été découvertes. Les molécules à service important – c'est-à-dire montrant une différence pour la santé humaine – découvertes au XXIe siècle sont rarissimes. Donc, soit les molécules qui vont apparaître sur le marché sont des améliorations mineures dont la démonstration ne pourra être réalisée, soit elles viendront en remplacement de vieilles molécules que l'on aura réussi à éliminer.

Les améliorations impossibles à démontrer font l'objet d'essais de non-infériorité. Dans un essai de non-infériorité, vous prescrivez un traitement dont vous n'êtes pas sûr qu'il est aussi bon que le traitement de référence, pour voir s'il est égal ou inférieur à ce traitement de référence. Que ce type d'essais soit autorisé par le comité d'éthique montre qu'est apparue, petit à petit, une divergence entre l'éthique et la morale qui laisse rêveur. Nous avons testé, en pratique, des malades qui avaient été informés sur ce type d'essais. Dans l'immense majorité des cas, ils ont déclaré qu'ils n'accepteraient pas de participer à un essai quand on leur a dit qu'ils n'avaient aucun bénéfice à espérer, mais éventuellement des désagréments à attendre. Nous en avons conclu que la présentation de ces essais, la plupart du temps, devait leur permettre de ne pas être compris par le malade.

*

Par ailleurs, le remplacement des vieilles molécules efficaces par de nouvelles molécules est un enjeu incroyablement important. Il est très vraisemblable que la guerre contre la chloroquine y puise son origine. Elle a commencé non pas avec le COVID, où les uns et les autres ignoraient qu'elle puisse être utilisée, mais pour le traitement des maladies auto-immunes comme le lupus ou la polyarthrite rhumatoïde, pour lesquelles il existe maintenant des anticorps monoclonaux qui ont un coût considérable, et qui auraient pu, si l'hydroxychloroquine était éliminée, prendre une place et rapporter un financement tout aussi considérables. Elle ne l'a pas été, mais la guerre a repris avec l'arrivée de la chloroquine. Ainsi, une plainte auprès du procureur de la République, qui n'a pas eu de suites, a été déposée à Marseille par un pharmacien, un free-lance qui fait des communications pour l'industrie pharmaceutique. Par ailleurs, un groupe extrêmement toxique, qui s'appelle Citizen4Science, composé essentiellement, dans son conseil d'administration, d'employés de l'industrie pharmaceutique ou de personnes communiquant pour l'industrie pharmaceutique, se déchaîne contre l'hydroxychloroquine. Le collectif NoFakeMed a des supports que je ne connais pas, et sur lesquels je n'ai pas le temps de faire des recherches, mais qui mériteront sûrement un jour de faire l'objet d'une investigation un peu plus précise. Curieusement, aucune des personnes que j'ai vues dans ce groupe n'a une activité scientifique comparable à la mienne, ni de près ni de loin. Incontestablement, il existe une intervention très puissante, directement ou indirectement, de l'industrie pharmaceutique, qui défend son propre champ. Il est aussi clair que la crédibilité des journaux des groupes majeurs (comme Springer, qui publie le journal *Nature* parmi d'autres, et Elsevier, qui publie le *Lancet* parmi d'autres) est en cause d'une manière sérieuse. Si nous arrivons à établir que tous ont propagé de fausses nouvelles et des informations qui étaient plus basées sur des opinions que sur des faits réels, cela amènera à un discrédit qu'il faudra bien assumer, et qui risque de faire le lit de concurrents nouveaux extrêmement actifs.

– 10 –

La méthodologie ne s'use que si on s'en sert *et la manipulation des données fausse tout !*

Il est intéressant de voir qu'il existe des ayatollahs de la méthodologie, qui ne s'en servent précisément que quand cela les arrange. Ainsi, d'une manière particulière, deux études avaient été lancées en France, et randomisées, utilisant la chloroquine. Ces deux études ont été arrêtées immédiatement après la publication de l'article du *Lancetgate* et n'ont jamais été reprises. Étrangement, l'INSERM avait refusé de communiquer les résultats précis des données de l'étude nationale au cours de l'enquête réalisée par l'Assemblée nationale sur ce sujet, indiquant que : « l'étude sur la chloroquine avait été abandonnée pour futilité ». Cette décision, qui datait du 27 mai 2020, a fait que les données n'ont pu être communiquées qu'extrêmement tardivement, et que leur publication n'a été faite que fin mai 2021, soit un an après.

En parallèle, une autre étude, appelée l'étude d'Angers, était aussi publiée. Elle avait été interrompue au même moment. Nous avons contacté les auteurs, qui nous ont dit qu'ils avaient cessé faute de patients. Ces deux études montraient une différence, dans le nombre de morts, en faveur de l'hydroxychloroquine. Si l'étude nationale Discovery avait suivi ses objectifs initiaux en termes de malades à inclure, et si la tendance s'était poursuivie, la différence aurait été significative sur la mortalité. Cette étude, où figure tout le gratin de REACTing, tous les gens récompensés par l'INSERM, dont madame Costagliola, qui est une méthodologiste d'une rigueur bien connue mais ayant des conflits d'intérêts, a été faite sans respecter le nombre de patients nécessaire pour montrer une baisse de la mortalité de 50 % avec l'hydroxychloroquine. Tous les étudiants que nous avons sont formés, avec un minimum de biostatistiques, à dire qu'une étude n'est réalisée que si elle permet d'obtenir des objectifs d'efficacité définis à l'avance. Ainsi, le premier objectif doit toujours être la mortalité, et, si l'on veut obtenir une réduction de 50 % de la mortalité (ce qui est énorme), il faut pouvoir avoir un nombre de patients inclus suffisant, compte tenu de ce qu'est la mortalité prédite dans le groupe contrôle. Bien entendu, ça n'était pas du tout le cas, et les auteurs se sont gardés de préciser que leur étude n'avait pas le pouvoir de mettre en évidence la différence qui était apparente dans l'étude présentée, mais qui n'était pas mentionnée dans le résumé, qui est souvent le seul à être lu. En pratique, cette étude montrait une différence qui n'était pas significative, mais pas une égalité.

Il en est de même de l'autre étude, l'étude d'Angers. Ainsi que de celle qui a été publiée par nos collègues de la Pitié-Salpêtrière, qui est une étude comparative, pour laquelle nous avons été amenés à répondre.[34] En pratique,

---

34. Olivier Paccoud, Florence Tubach, Amandine Baptiste et coll., "Compassionateuse of hydroxychloroquine in clinical practice for patients with mild to severe COVID-19 in a French university hospital", Clinical Infectious Diseases, 2020 Jun 18, ciaa791.doi: 10.1093/cid/ciaa791, PMID: 32556143; PMCID: PMC7337663;

deux de ces études françaises sur trois montrent qu'il y a un bénéfice à l'utilisation de l'hydroxychloroquine, pour prévenir la mortalité. L'absence de significativité n'est liée qu'au fait que le nombre de patients qui avait été inclus n'était pas suffisant, et, dans deux cas sur trois, c'était parce que les études avaient été interrompues prématurément, à cause de l'intervention du ministère sur l'hydroxychloroquine (qui était devenue un poison mortel !). Ces études n'ont jamais été reprises, car de toute manière, je ne crois pas que l'objectif des uns et des autres était de montrer que l'hydroxychloroquine pouvait avoir un effet. En pratique, je considère que cela relève de la manipulation des données et des méthodologies et que, plutôt que de faire des études randomisées, le calcul de l'effectif nécessaire pour prouver qu'il y a une différence aurait pu, au moins, être fait.

Matthieu MILLION, Hervé CHAUDET, Didier RAOULT, "hydroxychloroquine Failure: The End Does Not Justify the Means", Clinical Infectious Diseases, 2021 May 4, 72(9):e439. doi: 10.1093/cid/ciaa1117. PMID: 32761148.

*

En pratique, la méthodologie sert fréquemment à donner un aspect scientifique à l'objectif que l'on s'est fixé a priori, qui amène d'ailleurs souvent à modifier, au fur et à mesure des résultats, les objectifs que l'on avait affichés. Cela a été le cas, par exemple, pour l'étude faite aux États-Unis et coordonnée par le NIH et Fauci, sur le Remdesivir. L'objectif premier était la réduction de la mortalité, dans cet essai. Rapidement, il s'est avéré que ni cet objectif ni celui du passage en réanimation ne pouvaient être atteints car le Remdesivir n'est pas efficace sur l'évolution de la maladie. En cours de route, ce qui arrive rarement, l'objectif premier a donc été remplacé par la diminution de la durée d'hospitalisation, qui a permis encore une fois de faire un magnifique article dans le *New England Journal of Medecine*. D'une manière intéressante, le deuxième papier publié par cette équipe américaine était stupéfiant. En effet, un des effets secondaires bien connus du Remdesivir est le déclenchement d'une insuffisance rénale. Or, dans cet article, tous les effets secondaires étaient regroupés, y compris les insuffisances rénales, qui étaient mises avec des effets banals (tels que maux de tête ou troubles digestifs), de façon à ce que, analysés collectivement, tous ces effets ne présentent aucune différence avec les placebos. Toutefois, il suffisait de lire ce qui n'était pas analysé, c'est-à-dire les insuffisances rénales, pour voir qu'il existait une différence significative entre les gens qui avaient reçu du Remdesivir – les seuls à avoir une insuffisance rénale – et ceux qui avaient reçu un placebo.

En pratique, encore une fois, la manipulation de l'information dans les essais thérapeutiques est une des bases qu'il faut connaître avant d'analyser ces essais, qui amènent d'ailleurs très souvent à des exigences de modifications des éditeurs sur le titre et sur le résumé, et à des conclusions non justifiées dans le texte même de l'article, et en particulier dans les résultats si on les analyse soi-même. Comme la plupart des gens ne lisent que les résumés et ne sont souvent pas capables de décrypter les données pratiques publiées, cela fait que l'on ne peut pas accuser les auteurs de les avoir dissimulées, mais seulement de ne pas les avoir analysées, de ne pas les avoir mises en évidence, « l'honneur est sauf ».

– 11 –

Le principe de précaution inversé
en particulier dans les vaccins

Concernant tout cet épisode du COVID-19, nous avons vécu, dès le départ, une inversion du principe de précaution.

Le principe de précaution a une certaine réalité objective. Dans un monde où l'on ne manque pas de grand-chose, et où l'espérance de vie plafonne (ce qui est le cas dans les pays occidentaux), la justification de la prise de risques doit être documentée. En effet, toutes les décisions concernant, de près ou de loin, la santé humaine doivent pouvoir bénéficier d'une analyse bénéfices/risques. Dans la situation que nous avons vécue au cours de cette épidémie, c'est exactement l'inverse qui s'est produit. Ainsi, concernant la chloroquine, l'hydroxychloroquine ou l'ivermectine, il s'agit de médicaments qui présentent un risque de complications négligeable. Ce sont des médicaments parmi les plus connus et les plus prescrits de l'histoire du monde, et il a fallu vraiment, pour les critiquer, un montage fantasque et une complicité dont les raisons sont difficiles à expliquer, sauf à admettre qu'ils sont l'objet d'une corruption. En revanche, l'utilisation du Remdesivir, qui n'avait jamais été vendu en France, puis son achat massif par l'Europe laissent rêveur, alors qu'il s'agit d'un traitement qui est prescrit par perfusion, et qui n'aurait d'intérêt que chez les gens au début de la maladie (ce qui ne rend pas possible l'usage de la perfusion puisque les gens sont à la maison). Par ailleurs, il est connu depuis longtemps que ce médicament donne des insuffisances rénales. J'ai même le souvenir que le directeur de Gilead France, à l'Élysée, s'adressant à Yazdan Yazdanpanah, lui a dit : « Tu te rappelles que j'ai pu te fournir du Remdesivir pour traiter ton malade ? Bien sûr, il a fait une insuffisance rénale, mais cela est connu. » Il est étonnant de voir la lutte de l'Europe, et de la France en particulier, contre les médicaments parmi les plus sûrs du monde, et son appétence pour des produits extrêmement chers, dangereux et inefficaces. Là aussi, avec le temps, ces prises de position devront peser dans la réflexion sur l'état d'évolution de nos structures.

*

Pour les vaccins, la situation aussi est complexe. Sous prétexte qu'on avait affaire à une maladie d'une gravité extrême, pour laquelle « aucune solution thérapeutique n'avait été proposée » (!), il a été considéré comme normal de griller toutes les étapes, et en particulier de ne pas évaluer la toxicité et l'efficacité des vaccins sur une échelle de temps raisonnable. C'est un pari considérable. Nous verrons ce qu'il en adviendra. Il a été découvert, d'ores et déjà, a posteriori, que le vaccin AstraZeneca entraînait des thromboses (les vaisseaux sanguins se bouchent) parfois mortelles, et que son bénéfice chez les femmes qui sont le plus atteintes par cette complication du vaccin mais qui, si elles ont moins de 50 ans, n'ont pratiquement aucune chance de mourir de la COVID, était probablement modeste.

Par ailleurs, toute la théorie qui explique que les vaccins empêcheront la circulation du virus n'a jamais été testée, c'est-à-dire qu'en pratique, les gens qui ont vendu ces vaccins n'ont jamais testé l'efficacité sur le portage vaccinal, sauf dans les cas de maladies diagnostiquées comme étant liées au COVID.

Dans l'expérience que nous avions en juin 2021 à l'IHU de Marseille, documentée par PCR, qui portait sur près de 600 patients vaccinés et néanmoins infectés par le COVID, nous n'avons pas noté que le vaccin diminuait la gravité de la maladie, la mort étant aussi fréquente chez les gens vaccinés que chez les gens non vaccinés, de même que l'hospitalisation.

En réalité, il faudra du temps pour évaluer l'efficacité du vaccin sur la mortalité et sur la circulation du virus. Il sera difficile de distinguer, dans l'évolution de l'épidémie, les éléments liés à la vaccination, les éléments liés à l'évolution naturelle du virus et ceux liés à l'état d'immunité de la population. En effet, dans notre expérience, l'infection naturelle est beaucoup plus protectrice que la vaccination. En pratique, nous avons vu des réinfections après infection par le premier variant de Chine, mais pas par le variant Marseille 4 ou par le variant anglais. L'effet potentiel de la vaccination n'est issu que de modèles mathématiques dont l'efficacité ne s'est pas révélée du tout durant cette épidémie. En effet, une partie de la terreur liée à cette épidémie a été associée, dès le départ, à la réalisation de modèles dramatisants, qui ont été brandis d'abord par le Conseil scientifique, puis sur tous les plateaux de télévision, sans que personne n'ait jamais rien pu prédire de réaliste. L'épidémie, telle que nous l'avons vécue, n'avait été prédite par personne. Je me garde bien d'ailleurs de faire des prédictions de cette nature. Quand je m'exprime, c'est toujours pour dire qu'il existe des exemples qui ressemblent à ça, comme les courbes en cloche qu'on voit dans toutes les épidémies saisonnières. La deuxième épidémie était d'autant plus difficile à prévoir qu'elle a été limitée à un certain nombre de pays. Beaucoup de pays, en particulier en Asie, n'ont vécu qu'une épidémie en forme de cloche et des cas sporadiques importés et contrôlés, sans que cela cause de deuxième épidémie.

En pratique, les modèles n'ont pas non plus fait la démonstration de leur efficacité. Et donc, la capacité de modèles qui n'arrivent pas à déterminer ce qu'est l'évolution naturelle d'une épidémie, ni à prédire le rôle du vaccin dans son évolution, est plus que fantaisiste.

– 12 –

L'OBSOLESCENCE DES MOLÉCULES

Encore un problème de rentabilité

Notre civilisation fonctionne, depuis Auguste Comte, au moins en France, sur la religion du progrès. Incontestablement, ce système a eu une efficacité considérable sur le plan agricole et sur celui de la santé, et a entraîné plus que le doublement de l'espérance de vie, d'abord dans les pays les plus riches, puis dans les pays les moins riches, ou au moins ceux qui sont les mieux équipés. Cela a amené les gens à se projeter dans l'avenir, et on trouve cela sur de nombreux sites. Or, les modèles démographiques d'une expansion continue de l'espérance de vie ne sont jamais confirmés. Personnellement, je ne crois pas à cette expansion (et on ne la voit pas). Nous sommes arrivés à un plateau. Il se situera entre 80 et 90 ans pour les pays qui géreront au mieux leurs problèmes de santé. D'une manière intéressante, les États-Unis sont le pays qui investit le plus dans la santé, alors que l'espérance de vie y régresse depuis plusieurs années. Et l'Angleterre, qui donnait des leçons à tout le monde dans ce domaine, a une évolution de son espérance de vie beaucoup plus mauvaise que celle des autres pays européens.

Aux États-Unis, la baisse importante de l'espérance de vie est liée au mal-être de sa population, qui se traduit par des suicides, et par une augmentation considérable de la mortalité liée aux dérivés de l'opium, utilisés d'une façon récréative (la toxicomanie aux opiacés a flambé) ou médicamenteuse. En effet, l'intolérance de nos sociétés à la douleur nous fait recourir à des drogues qui étaient considérées comme des drogues dures il y a encore trente ans. Dans les hôpitaux américains, l'évaluation de la qualité des soins, basée sur la satisfaction immédiate des patients, a mené à une surenchère dans l'usage de ces drogues pour supprimer toute douleur, ce qui a des conséquences sur l'espérance de vie. Quoi qu'il en soit, les États-Unis sont arrivés à un niveau d'espérance de vie inférieur à celui de Cuba, ce qui veut tout dire ! L'espérance de vie des États-Unis, fin 2020, est du niveau de celle des pays du Maghreb, la Chine n'en est plus très loin, ni le Vietnam, ce qui traduit un retournement de l'Histoire qui laisse rêveur.

Toujours concernant cette espérance de vie, maintenant, alors que les pays du sud de l'Europe étaient les premiers il n'y a pas longtemps, ce sont les pays d'Extrême-Orient (les plus riches) qui ont les meilleurs résultats. Et cela va continuer ainsi. Il est notable que l'endroit où la mortalité a été la plus importante et la baisse de l'espérance de vie la plus significative soit Londres, qui fut le berceau de notre nouvelle civilisation au XIXe siècle, et où la baisse de l'espérance de vie était de trois ans et demi en 2020. Bien sûr, l'hydroxychloroquine n'y était pas prescrite. C'était lisible dans la manière de faire les essais thérapeutiques, qui témoignent de la mauvaise qualité du soin. Si on oublie, en médecine, que c'est la qualité du soin qui est le point le plus important, c'est qu'on ne sait plus ce qu'est la médecine. La médecine ne se règle pas sur les ordinateurs, n'est pas basée sur des essais comparatifs randomisés, mais sur la qualité des soins, qui entraîne des différences absolument considérables d'un site à l'autre.

*

La limite de notre système se traduit, au XXIe siècle, par le fait que l'accumulation de tellement de travail au cours du XXe siècle, en particulier en chimie, a fait que nous sommes actuellement en possession d'un patrimoine moléculaire, pour les médicaments, qui est considérable. Ainsi, il y a très peu de niches médicales dans lesquelles nous n'ayons pas de solutions avec nos stratégies thérapeutiques actuelles. Il existe, certes, quelques maladies génétiques, quelques cancers qui pourraient encore en bénéficier, mais cela ne représente pas des niches économiques extrêmement importantes, sauf à faire ce qu'il s'est passé ces dernières années : une augmentation absolument considérable du coût des molécules. Nous n'avons pas réussi, pas plus que nos ancêtres, à trouver l'eau de jouvence, ni la recette de l'immortalité, qui fait partie de toutes les légendes de l'histoire de l'humanité depuis que nous avons une trace de l'écriture. Nous vieillissons tous, et nous mourrons tous !

Le problème économique des molécules déjà découvertes, c'est qu'elles ne peuvent pas devenir obsolescentes. Elles sont éternelles, à la différence des appareils ménagers, des voitures, des téléphones. Il n'y a pas d'obsolescence de ces molécules. Ce sont les mêmes. Beaucoup d'entre elles, que nous utilisons, existaient avant notre industrialisation, et elles ont été développées grâce à notre industrie. Leur utilité a été précisée dans un certain nombre de cas, mais avec deux problèmes : le premier, c'est que tout notre système économique est basé sur l'innovation et la découverte de nouvelles molécules dont la valeur ne dépasse pas vingt ans, et qui doivent devenir obsolètes après vingt ans. Si elles ne deviennent pas obsolètes, elles ne rapportent plus d'argent. D'ailleurs, l'essentiel de ces molécules est, maintenant, produit en Chine ou en Inde. Il faut donc en imposer – encore – de nouvelles. Or ces molécules nouvelles jouent un rôle mineur dans l'espérance de vie. C'est la raison pour laquelle, actuellement, les pays les plus pauvres nous rattrapent en termes de longévité. Les nouveaux médicaments du XXIe siècle n'augmentent pas l'espérance de vie en pratique. Et c'est pourquoi celle-ci n'augmente plus avec le produit intérieur brut, ni avec le niveau des dépenses de santé. Ce phénomène a été parfaitement décrit dans l'ouvrage *Health at a Glance* de l'OCDE, paru en 2019.[35] Nous plafonnons. Il est vraisemblable que, d'une année sur l'autre, en fonction de la gravité des épidémies d'infections respiratoires, l'espérance de vie diminuera un peu ou augmentera un peu, en touchant bien entendu la partie la plus fragile de la population, c'est-à-dire d'abord les plus de 85 ans, et ensuite les plus de 75 ans.

---

35. https://www.oecd-ilibrary.org/docserver/4dd50c09-en.pdf?expires=1622568475&id=id&accname=guest&checksum=79AC08FF8FD2CB3A819A76C10AE2AB9D

Les éléments, qui sont nouveaux et modernes, sur lesquels nous aurions dû nous projeter depuis longtemps, sont les outils et l'électronique. Les outils qui permettent de surveiller à distance l'état de santé, la prise de l'oxygène, la prise de la tension, l'électrocardiogramme à distance (qui peut se réaliser, maintenant, sur des montres simples), constitueront un progrès considérable dans la surveillance des maladies. Le développement des techniques de détection radiologique précoce des cancers permettra de traiter des cancers à leur début, avant qu'ils deviennent incurables. Cet élément technologique est absolument primordial, et c'est un domaine dans lequel nous avons pris beaucoup de retard, en France, sur le plan des équipements. Notre équipement, en 2019, sur les scanners et les IRM, était un des plus pauvres des pays de l'OCDE, de même que nos stratégies de séquences génétiques, pour lesquelles on a pu voir, au printemps, que la France avait un retard considérable, alors que nous étions les seuls, à Marseille, à séquencer de façon régulière les organismes, dont le virus du COVID-19.

L'autre question qui va se poser est celle de l'espérance de vie liée au mode de vie. On voit bien, parmi les plus jeunes, un tâtonnement dans la recherche des aliments les plus sains. La pratique du sport en milieu urbain se répand de manière significative, la baisse de la consommation du tabac et la lutte contre l'obésité sont les éléments qui seront déterminants dans l'obtention d'une espérance de vie optimale.

– 13 –

La tyrannie par la fausse science
… Et l'oubli du rôle essentiel du médecin !

De tout temps, les humains ont cherché à exercer une tyrannie sur le contrôle du comportement des autres humains. Cette tyrannie a pu être basée sur des éléments religieux ou ethniques, à l'occasion de catastrophes naturelles… Actuellement, la tyrannie s'exerce par le biais d'une fausse science imputée à la médecine. Des groupes de pression, plus au moins efficaces, comme les collectifs NoFakeMed ou Citizen4Science, et même, dans une certaine mesure, le conseil de l'ordre des médecins, expliquent ce qui est exact et ce qui ne l'est pas à l'aide de sentences péremptoires et de certitudes dérisoires. La plupart des gens qui s'expriment dans ce domaine-là ne sont pas de vrais scientifiques. Ils ignorent totalement l'évolution des sciences, l'instabilité des connaissances, et ils essayent d'imposer une forme de certitude scientifique liée, pour certains, à l'industrie pharmaceutique, et pour d'autres à un simple délire de puissance. Cela remet en cause la place, si ancienne, du médecin dans la prise en charge des malades. J'ai eu, récemment, l'occasion de me faire maltraiter par une jeune femme médecin qui nous avait contactés pour faire des dosages de médicaments chez son malade (en l'occurrence doxycycline et Plaquenil), sauf que nous n'avions pas trouvé de trace de médicaments chez ce patient !

J'ai une grande expérience des échecs thérapeutiques, et c'est la raison pour laquelle j'ai commencé à mettre en place les dosages des médicaments dans le sang. Globalement, les gens qui ont une certaine expérience des dosages savent qu'entre 10 et 15 % des patients ne prennent pas le traitement et ne le disent pas à leur médecin. Bien entendu, il faut les prévenir à l'avance que l'on va doser les médicaments dans leur sang, et que lorsque l'on n'en trouve pas, il n'y a guère d'autre explication que le fait qu'ils n'ont pas pris leurs médicaments. Le fait que j'aie dit ça à cette jeune femme lui a fait écrire que je n'y connaissais rien, que le malade avait dit qu'il prenait très bien ses médicaments et que, d'ailleurs, il refusait qu'on communique avec moi à ce sujet. J'étais peiné de voir qu'une notion aussi basique que celle du problème de la compliance, c'est-à-dire, le fait que le malade fasse ou non ce que vous demandez, soit une leçon aussi ignorée.

Par ailleurs, l'hydroxychloroquine avec la doxycycline (ces médicaments que je prescris depuis si longtemps) donnent des risques de coups de soleil extrêmement importants, et donc, je préviens toujours très longuement les patients qu'ils vont passer un été difficile, en leur donnant des recommandations. Cette façon d'agir amène à une différence de réaction des patients considérable d'un site à l'autre. Il y a des sites où jusqu'à 30 % des patients abandonnent leur traitement à cause de ces coups de soleil, alors que chez moi, extrêmement peu de malades abandonnent à cause de ça. Il suffit de les voir en consultation au retour des vacances : ils sourient plutôt en disant : « Vous m'aviez prévenu, mais je ne pensais pas que c'était à ce point. »

Ainsi, la prescription et son environnement sont des éléments absolument essentiels, et il ne suffit pas de déterminer qu'un médicament devrait théoriquement être meilleur pour qu'il soit mieux pris. Et cela, encore, ne concerne que la compliance et pas les effets placebo ou nocebo. Ceux-ci sont le fait qu'avec un traitement, on observe des effets positifs ou négatifs indépendants de la composition moléculaire. La qualité du rapport entre le médecin et le malade détermine une partie de l'effet placebo ou de l'effet nocebo. Ces phénomènes sont maintenant, au XXIe siècle, parfaitement identifiés par des données de radiologie modernes. On connaît très bien le circuit de l'effet nocebo. Par exemple, après une ponction lombaire, on peut avoir des patients qui ne se plaindront de rien, car ils auront été préparés à cette ponction, qui aura été dédramatisée alors qu'elle a une réputation si terrible. D'autres en seront malades pendant dix jours, et les circuits de ces douleurs peuvent être parfaitement identifiés comme effet nocebo par les techniques radiologiques actuelles. Ainsi, toute une série de préparations psychologiques, qui portent différents noms, trouvent leur justification et montrent l'effet thérapeutique des médecins. Mais elles ne sont pas admises ni testables par les techniques d'analyse par ordinateur.

– 14 –

UNE QUESTION DE FAITS OU UNE QUESTION DE RISQUE POUR LA SOCIÉTÉ

Quand la science cherche plus le consensus social que la vérité

Cette question est très importante, et l'un des papiers les plus cités dans les sciences humaines et sociales est signé Bruno Latour et intitulé *From Matters of Fact to Matters of Concern*.[36] Dans cet article, Latour développe la théorie selon laquelle quand les faits remettent en cause quelque chose qui, sociologiquement ou politiquement, présente un danger, il ne faut pas présenter les faits. C'est une question très intéressante, apparemment paradoxale, car l'objectif des scientifiques n'est pas de conforter la société dans ses certitudes, mais de rapporter des faits. Or il est

---

36. Bruno LATOUR, "Why Has Critique Run out of Steam? From Matters of Fact to Matters of Concern", *Critical Inquiry Volume 30*, Number 2 Winter 2004, https://doi.org/10.1086/421123.

difficile de rapporter les faits d'une manière entièrement neutre. Comme nous l'avons vu, les faits peuvent être habillés, déguisés par les méthodes, par la présentation ou par l'observation.[37] On sait bien qu'une des raisons majeures de non-reproductibilité des sciences biologiques était que les manipulations qui donnaient des résultats inverses à ce qui était espéré pouvaient être écartées du fait qu'elles présentaient des petites anomalies que l'on ne vérifiait pas chez celles qui confirmaient votre propre hypothèse. Ainsi, d'une façon inconsciente, vous pouvez orienter les résultats. Et le fait d'avoir une hypothèse pour commencer, que l'on cherche à confirmer, introduit un biais dans l'analyse des données. Il faut donc regarder ce que les chercheurs ont mis dans la poubelle comme n'étant pas exploitable pour être sûr qu'ils n'y ont pas mis les éléments qui remettraient en cause leur conclusion.

37. Didier Raoult, *La science est un sport de combat*, Éditions HumenSciences/Humensis, 2020.

*

Par ailleurs, la question qui est posée par Latour est celle du symbolisme contre la science. Encore une fois, la science n'est pas là pour être théoriquement au service ni d'une idéologie, ni d'une industrie, mais pour aider à augmenter la connaissance. Quand elle prend une dimension symbolique trop importante, elle devient, au contraire, un facteur d'inhibition de la connaissance. Un des exemples sur lesquels je me suis penché avec beaucoup d'insistance est celui de Darwin. Darwin était un scientifique qui a joué un rôle social important en permettant, en Angleterre, de faire comprendre que les choses changeaient au cours du temps, et qu'elles n'étaient pas figées (c'est l'évolution), alors qu'une partie de la population (et ils sont toujours nombreux aux États-Unis) pensait que tout s'était passé comme décrit dans la Bible : il y a 5 000 ans, il y a eu une création en sept jours, point final. Ce débat avait déjà eu lieu longtemps avant Darwin, en France, avec Lamarck, qui fut condamné au silence sous la pression de l'Académie des sciences de l'époque, et avec Cuvier, qui était pourtant un grand scientifique. Toutefois, la théorie de Darwin était déjà peu vérifiée au XIXe siècle, et peu crédible, et bien entendu elle est entièrement dépassée maintenant que nous connaissons le mosaïcisme des êtres vivants qui ont des origines génétiques multiples. La théorie de Darwin a été renforcée par la situation de l'Angleterre, qui dominait le monde à l'époque, et par le racisme ambiant qui tentait à prouver que ceux qui étaient les plus forts à un instant donné étaient les plus forts définitivement, et que leur présence au sommet de la pyramide était justifiée par une sélection des meilleurs. Les autres ouvrages de Darwin, en particulier sur l'Homme, sont juste totalement illisibles tant ils font la preuve d'une ignorance, même à l'époque, qui démythifie le personnage.

En fait, les scientifiques et les grands hommes ne doivent pas être idolâtrés. Ils incarnent un changement de pensée, « Ce sont les ruses de la raison pour nous faire avancer », comme le dit Hegel. Toutefois, ce ne sont pas des idoles et ils ne doivent pas le devenir. Je suis d'ailleurs consterné de voir que, dans cette affaire de l'hydroxychloroquine, je sois devenu un sujet symbolique. Cela montre que certains n'aiment pas la science, mais juste la science avec une activité exclusivement sociale. Lorsque l'on est pour ou contre un symbole, c'est un reliquat de la pensée d'Auguste Comte. En réalité, les résultats scientifiques sont les résultats scientifiques, et qu'on veuille les cacher ou non n'empêchera pas, à un moment, la réalité scientifique d'apparaître… et de changer avec le temps !

Un des éléments, qui est d'ailleurs troublant, de la stratégie des journaux scientifiques, c'est que leur problème vise plus désormais à être en harmonie avec une forme de consensus social qu'à faire de la science. Récemment, une publication d'Elsevier mettait en évidence qu'il faisait de la « bonne science » parce qu'à chaque échelon il y avait une proportion égale d'hommes, de femmes et de transgenres parmi leurs éditeurs et leurs *reviewers.* Pour ma part, comme la plupart des scientifiques, je me moque de savoir quel est le genre de celui qui me reviewe. En revanche, je me préoccupe de savoir s'il a un conflit d'intérêts personnels ou financiers avec moi, ou avec le travail que je suis en train de réaliser. Or on voit bien que la priorisation actuelle sur des problèmes sociaux, et non sur des problèmes scientifiques, traduit un malaise très profond dans la recherche scientifique réalisée dans les journaux les plus anciens et les plus traditionnels.

– 15 –

Hyperréalité digitale

Quand l'affabulation prend le pas sur la réalité, comment peut-on prendre des mesures réalistes ?

Un des visionnaires les plus impressionnants du XXe siècle a été Baudrillard, aussi bien dans sa description de la société de consommation[38] que dans sa description de l'hyperréalité liée au monde digital[39]. Dans ce domaine, il explique qu'à un moment (et nous sommes en train de le vivre alors qu'il le prédisait en 1978), il existera un autre monde de la réalité, qui sera une réalité digitale dont la connexion avec le monde observable, physicochimique, sera de plus en plus faible. Ainsi, un monde parallèle pourra exister, rapportant, comme on l'a vu pour l'hydroxychloroquine, qu'un médicament à

38. Jean Baudrillard, *La Société de consommation*, Gallimard, 1996.

39. Jean Baudrillard, *Simulacres et simulation*, Éditions Galilée, 1981.

l'innocuité mondialement connue est devenu brutalement mortel et toxique, et cette réalité parallèle pourrait éventuellement s'imposer à l'OMS, aux différents ministères de la Santé européens, sans que la reconnexion avec la réalité de l'usage puisse se faire. Il s'agit de mondes parallèles qui ne communiquent que très peu, et je ne peux qu'avoir été frappé de voir mon incapacité à expliquer : « Mais puisque vous savez maintenant que le *Lancetgate* est un faux et que ce n'est pas possible, comment se fait-il que vous pérennisiez ce message dont on voit bien que c'était une manipulation incroyable ? Et pourquoi croyez-vous le reste ? » Les gens passent, ne veulent pas entendre, donc cette réalité matérielle, à côté de la réalité digitale, ne peut pas communiquer avec d'autres. Il en est de même des activités symboliques des messages de l'information digitale. Ainsi, si vous répétez plusieurs fois dans la journée, plusieurs jours de suite, qu'il y a un homme de 20 ans qui est en réanimation, vous pouvez convaincre l'ensemble de la population qu'il existe toute une quantité d'hommes de 20 ans en réanimation en train de mourir. Donc, l'anecdote peut devenir phénoménale et prendre une ampleur considérable. Tous les accidents tragiques peuvent déboucher sur une bulle médiatique, qui éventuellement débouchera à son tour sur une loi pour empêcher que ce type d'anecdote se reproduise. Parfois, ces anecdotes sont simplement liées à la bêtise d'un humain, ou à sa négligence, et il sera difficile d'empêcher la négligence et la bêtise. Cependant ces anecdotes, qui peuvent émouvoir, sont susceptibles de prendre une ampleur extraordinaire. Ce phénomène était d'ailleurs connu dans le passé, et je suggère que, pour éclairer d'un peu d'humour cet épisode, vous écoutiez la chanson de Ray Ventura *C'est la rumeur publique,* qui vous montrera que les humains n'ont pas changé, même si les moyens de communication ont changé.

– 16 –

La communication et la presse ne sont plus indépendantes

… Mais c'est en train de changer !

La presse écrite est sous perfusion de l'État depuis bien longtemps, ou éventuellement sous celle d'un propriétaire plus ou moins obligé d'avoir des compromis avec le gouvernement en place. Cela obère gravement sa liberté, et les modes traditionnels d'information posent incontestablement des problèmes d'indépendance que le financement par l'État n'a pas résolus, au contraire.

Toutefois, il est intéressant de voir que la communication a changé. Nous verrons si les uns et les autres trouvent le moyen de l'empêcher (en particulier la censure), mais les moyens de communication actuels, par la création de vidéos et le mode de communication libre, permettent de faire circuler une information indépendante. C'est ce que nous avons fait, et notre site est diffusé sur

YouTube. Il a été regardé plus de 66 millions de fois, et 18 des communications que je faisais le mardi ont dépassé le million de spectateurs. Cela évite de tomber dans les pièges des plateaux de télévision, où, je l'ai déjà dit, des discussions entre différentes personnes autour d'une table ressemblent plus à des conversations de bistrot, de mon point de vue et selon mon expérience, qu'à la réalité. Ainsi, ce ton péremptoire de quelqu'un qui ne connaît rien à un sujet et qui vous dit qu'il sait qu'il a raison, et que c'est comme ça, ressemble à une discussion de bar. Je ne veux plus m'exposer à ce type de situation où j'ai eu à me retrouver en face d'ignorants qui comptaient m'expliquer que je ne comprenais rien au métier que je faisais depuis quarante ans. C'est attristant !

Ces nouveaux modes de communication peuvent être cependant censurés. En effet, dans un certain nombre de cas, la communication sur YouTube, sur Facebook ou sur Twitter peut être coupée. Ç'a été le cas à un moment où tout ce qui parlait de la chloroquine était censuré sur ces sites.

C'est extraordinaire de penser que notre liberté de communication dépend de ce que nous disons. Là, il ne s'agit pas de promouvoir le terrorisme ni l'antisémitisme, mais de proposer un médicament qui est employé sans danger par plus de la moitié du monde, et vous pouvez être censuré pour en avoir fait état. Cela, j'espère, mènera à une multiplication des modes de communication permettant de ne pas être prisonnier d'une seule et unique pensée, qui censure tous les résultats qui ne lui conviennent pas.

Concernant le traitement par hydroxychloroquine et azithromycine, que nous avons commencé à mettre en place très tôt, nous l'avons associé à l'évaluation systématique des tests. Nous avons été amenés à réaliser plus de 600 000 tests chez plus de 200 000 personnes, et fait le diagnostic chez plus de 40 000 personnes. Nous en avons soigné plus de 35 000. Aucun endroit au monde n'a concentré autant d'expérience que l'institut hospitalo-universitaire Méditerranée Infection de Marseille. Aucun endroit, aucune personne n'a autant d'expérience, personne n'a autant de résultats. Par conséquent, nous sommes l'équipe, en France, qui de très loin a le plus publié et est le plus citée dans le domaine de la COVID-19. Parmi les dix premières publications françaises sur la COVID-19, la plupart sont de l'IHU, et les autres viennent, d'une manière surprenante, d'un groupe d'ORL qui travaille sur les problèmes d'anosmie (le fait de ne plus sentir les odeurs) et d'agueusie (le fait de ne plus sentir les goûts), souvent rencontrés à la suite de la COVID-19. Ce groupe a montré un dynamisme tout à fait remarquable. Le premier auteur, parmi eux, est souvent le docteur Lechien.

Parmi nos 35 500 patients de l'IHU de Marseille[40], nous en avons suivi 25 000 qui ont été traités par hydroxychloroquine et azithromycine. Globalement, dans les cas traités par hydroxychloroquine et azithromycine, comparés à ceux qui ne l'étaient pas, le bénéfice thérapeutique a

40. Ces chiffres sont ceux de juillet 2021.

été de 75 % : c'est-à-dire qu'il y a eu entre 3 et 4 fois moins de patients morts parmi ceux qui ont pris de l'hydroxychloroquine et de l'azithromycine que chez ceux qui n'en ont pas pris. Ceux qui n'en ont pas pris pouvaient avoir refusé, ou bien le médecin ne les leur avait pas proposées – car les médecins sont libres chez nous –, ou les patients présentaient une contre-indication. Mais quel que soit le groupe qu'on analyse, on retrouve les mêmes données. Ainsi, quand les journalistes me demandaient ce qui pourrait me faire changer d'opinion, je ne comprenais pas la question, car ce n'est pas une question d'opinion. Nous nous sommes immergés dans la réalité des données, et bien sûr, nous avons comptabilisé les patients qui ont dû passer en réanimation du fait de l'aggravation de leur cas. La moyenne d'âge des patients qui sont morts chez nous à cette époque-là est de 81 ans, mais pas une de ces morts n'était imputable à l'hydroxychloroquine plus azithromycine. Pas plus que chez les patients de moins de

60 ans, dont nous avons trouvé la raison du décès, à l'exception de trois patients en tout et pour tout.

Nous avons toujours su de quoi nous parlions collectivement, et nous avons publié tous nos résultats. Alors quand on nous oppose, une fois de plus, une analyse de la littérature, en choisissant spécifiquement les études que l'on veut garder, réalisées par un étudiant en médecine qui n'avait pas passé sa thèse et quatre personnes qui n'ont rien à voir avec la médecine, dont deux se sont spécialisées dans l'attaque de tous ceux qui doutent du progrès (qu'il s'agisse d'herbicides, de pesticides ou de nouveaux médicaments), c'est une référence qui laisse vraiment perplexe. Mais cette référence entre en écho avec la désinformation concernant l'hydroxychloroquine. Ainsi la méta-analyse dite « Fiolet », ni faite ni à faire et violemment hostile, dont je parlerai plus loin, est devenue le nec plus ultra de l'évaluation de l'efficacité de la chloroquine. En revanche, si on regarde le site COV-19, qui est totalement indépendant de nous et qui ne trie absolument pas les essais, on retrouve 249 publications ou communications rapportant les études sur l'hydroxychloroquine, indiquant une efficacité dans 75 % des cas, la même que nous retrouvons chez les patients ambulatoires, et une efficacité de 50 % chez les patients hospitalisés. Ces résultats sont très proches des nôtres, et je crois que c'est la réalité quand elle est dépouillée des conflits d'intérêts avec les laboratoires, qui avaient intérêt, eux, à dire d'abord que le seul médicament qui marchait était le Remdesivir, puis à dire qu'aucun médicament ne marchait, et qu'il n'y avait pas d'autre issue que les vaccins.

La puissance scientifique de l'IHU est exceptionnelle. Nous avons, dans ce pays, vu le plus de malades traités, le plus de malades testés, le plus de séquences génomiques virales réalisées. Actuellement, entre 15 et 20 % des séquences génomiques réalisées en France ont été réalisées par l'IHU de Marseille, ce qui nous a permis de voir les variants bien avant les autres, et bien avant les Anglais. De manière intéressante, le variant le plus important, qui a le plus tué et que nous appelons le Marseille-4, n'est toujours pas considéré comme un variant, alors qu'il a strictement les mêmes spécificités.

– 17 –

Comité d'éthique

Où l'on semble avoir oublié que l'éthique est la science de la morale

L'éthique, dans ce pays, pose de nombreux problèmes, en dépit de la création d'un Comité national d'éthique. En effet, il apparaît que la signification de l'éthique soit passée inaperçue dans un certain nombre de cas. L'éthique est la science de la morale, terme qui peut sembler désuet mais qui reste indispensable. J'avais eu l'occasion de demander à Jean-François Delfraissy, qui est le président du Comité national d'éthique, de venir nous parler de l'intérêt des essais thérapeutiques de non-infériorité. Les essais de non-infériorité ne sont pas acceptables sur le plan de la morale, sauf à trouver un moyen de compenser le risque que prend le malade sans en tirer de bénéfice. En effet, il s'agit de tester un médicament – ou une stratégie thérapeutique – dont on espère, au mieux, qu'il ne sera pas plus mauvais que celui qui est déjà prescrit. Faire accepter cela à un malade est, selon mon expérience, extrêmement difficile ! Par ailleurs, en soi, faire entrer un malade dans des essais thérapeutiques inutiles, puisqu'ils ne démontreront aucune efficacité en échange d'une rémunération pour le médecin, pose un véritable problème de morale dans le rapport médecin/malade. Il existe un contrat moral entre les médecins et les malades, et le fait qu'ils servent à faire une expérimentation qui n'a pas d'intérêt médical autre que de permettre la mise en place sur le marché de thérapeutiques à service insignifiant pose une réelle question.

*

Par ailleurs, le circuit actuel de la validation sur le plan de l'éthique exige une analyse par un comité de protection des personnes (CPP). Ces comités de protection des personnes sont tellement nombreux et si peu intéressants qu'en réalité, la plupart des gens qui auraient le niveau suffisant pour pouvoir analyser purement et simplement la morale de l'étude y deviennent de plus en plus rares. Ainsi, selon le CPP sur lequel on tombera, pourra-t-on avoir une réponse positive ou négative. La documentation des réponses laisse parfois perplexe. Dans la guerre contre l'hydroxychloroquine, tous nos projets ont été rejetés, sauf le premier. Le deuxième projet, qui demandait simplement la prolongation du premier, a été rejeté par un comité de protection des personnes différent du premier. Par la suite, la direction des projets envoyés par le ministère vers tel ou tel CPP était entièrement dépendante du ministère et de l'INSERM, ce qui fait que les CPP choisis étaient plutôt naturellement hostiles à notre approche thérapeutique, voire à notre équipe.

Par ailleurs, très souvent, ces comités de protection des personnes sont noyautés par des méthodologistes, c'est-à-dire des gens qui ne se posent pas la question du fond – l'intérêt de la recherche et le risque pour le malade –, mais qui s'interrogent sur la question de la forme. Les mêmes méthodologistes, on le sait, publieront ensuite des papiers qui sont inacceptables sur le plan méthodologique, puisqu'ils ne comportent pas l'effectif nécessaire (le nombre de patients) pour montrer une différence. En effet, la seule manière théorique d'interrompre un essai en cours est de montrer qu'il existe déjà une différence significative entre deux traitements. Quand il existe une différence mais qu'elle n'est pas significative, le fait de l'interrompre correspond, purement et simplement, à une manipulation de l'expérience en cours. L'analyse morale du CPP me semble être de plus en plus oubliée, au profit de la contrainte à rentrer dans une approche méthodologique pure.

Le problème, sur le plan thérapeutique, devrait être résolu car, semble-t-il, ce sera l'Agence nationale de sécurité du médicament (ANSM) qui évaluera les essais thérapeutiques. Sauf que c'est inquiétant, car pour l'instant l'ANSM a refusé tous les essais thérapeutiques qui faisaient appel à des produits anciens et sans danger. Le dernier essai pour lequel nous ayons reçu un avis négatif concernait l'utilisation du traitement de la lèpre, employé depuis des décennies chez des dizaines de millions de personnes, pour traiter les tuberculoses, en particulier les résistantes, car l'antibiotique utilisé pour la lèpre a une activité très significative, probablement la plus élevée de tous les produits au monde, sur le bacille tuberculeux. Ainsi, sauf à demander à ceux qui envoient une réponse négative d'avoir une réflexion documentée sur le plan scientifique, une audition faite par un comité de protection des personnes de qualité est indispensable. Mais il suffit de regarder la composition d'un certain nombre de ces CPP pour se rendre compte que leur capacité à faire une analyse exhaustive de la littérature, plutôt que de suivre les courants de pensées qui circulent, n'est pas particulièrement convaincante.

– 18 –

Le Conseil scientifique et l'hydroxychloroquine

Une hostilité sans aucune position scientifique

Dès le début de la communication sur l'hydroxychloroquine, j'ai expliqué que c'était la seule molécule testée en laboratoire, puis testée chez les patients chinois. Rien de scandaleux à s'exprimer sur ce domaine et à proposer de l'utiliser. J'avais contacté le directeur général de la Santé, qui m'avait indiqué que celui qui serait responsable de cette opération était le docteur Yazdan Yazdanpanah, que j'ai appelé et qui m'a dit que, pour lui, ce qu'il fallait prendre était le Remdesivir. Dès ce moment, je lui ai parlé de l'azithromycine et de l'hydroxychloroquine, apparemment en vain.

Lorsque le Conseil scientifique a été réuni, je n'en faisais pas partie. Mais, pour de multiples raisons, le président de la République a souhaité recevoir l'équipe qui avait commencé à le conseiller sur ce domaine. À l'Élysée, j'ai été le premier à lui dire que, contrairement à ce qui était véhiculé, le diagnostic par PCR était à la portée de tous les laboratoires, et pas qu'à celle des centres de référence. De manière bizarre, d'ailleurs, je ne sais pas comment avaient été désignés ces centres de référence (l'Institut Pasteur et Lyon), car il ne pouvait pas y avoir de centres de référence pour une épidémie nouvelle ! Il aurait pu y avoir un appel d'offres pour demander aux gens qui étaient compétents s'ils voulaient être, ou pas, centre de référence. Quoi qu'il en soit, bien que n'ayant pas été centre de référence, nous avons produit plus de données et nous avons séquencé plus de génomes que les centres de référence « décidés à cette occasion ».

J'ai expliqué au Président que la PCR était un test banal et généralisé, et que la seule chose qui changeait, c'étaient les amorces que l'on pouvait séquencer soi-même à partir des génomes publiés, ce que nous avons fait. Les Chinois ont publié très rapidement un génome, nous avons pris les amorces sur ce génome, et nous avons commencé à mettre immédiatement en place une technique de PCR que tout le monde pouvait réaliser. Lorsqu'on nous a demandé, dans notre environnement, dans le sud de la France, de fournir des réactifs pour PCR, nous l'avons fait. Le Président m'a confirmé ultérieurement, quand il est venu à Marseille, qu'il s'était renseigné après notre conversation, et qu'on lui avait confirmé qu'il était exact que tout le monde pouvait faire des PCR, ce que jusque-là on ne lui avait pas dit. On a bien vu d'ailleurs qu'ensuite, tout le monde s'est mis à faire de la PCR, avec des niveaux de contrôle plus au moins rigoureux.

En ce qui concerne les médicaments, l'équipe Delfraissy (président du comité), Yazdanpanah and Co., avait déjà décidé au cours d'une réunion de ceux qu'ils voulaient tester, qui étaient le Remdesivir et le Lopinavir. Était présent le laboratoire Gilead, qui tentait de vendre le Remdesivir et qui, apparemment, avait des relations très proches du docteur Yazdanpanah. Effectivement, ils avaient tenté de traiter Ebola avec le même Remdesivir, dont ils ne savaient pas quoi faire, avec le même échec qu'ils ont eu ultérieurement avec la COVID-19. Toutefois, à l'époque d'Ebola, le docteur Yazdanpanah plaidait pour ne pas faire d'essai randomisé, officiellement, publiant cela dans la littérature.

J'avais argumenté auprès du Président sur la nécessité d'inclure absolument l'hydroxychloroquine, qui était le seul médicament dont on savait qu'il était totalement sans risque, et pour lequel nous avions des éléments préliminaires en provenance de Chine.

À la suite de cette réunion, j'ai été invité, alors que je n'en faisais pas partie, à rejoindre le Conseil scientifique. Ce Conseil scientifique, de mon point de vue, n'était pas un Conseil scientifique de science des épidémies, et n'avait pas une connaissance approfondie des stratégies diagnostiques et thérapeutiques, hormis les équipes incluses dans le traitement des infections chroniques comme le sida et les hépatites. Dans ces domaines, toutes les ressources ne viennent que des médicaments nouveaux de l'industrie pharmaceutique, et les conflits d'intérêts sont la règle. Je l'ai dit, ce Conseil scientifique n'avait pas du tout la main sur les essais thérapeutiques, il n'avait pas du tout la main sur les appels d'offres scientifiques, qui étaient gérés en dehors de lui, par un groupe qui était l'ancien groupe de REACTing (un groupe de l'INSERM issu de l'Agence française de lutte contre le sida), lequel a continué à gérer ces appels d'offres scientifiques en l'absence de toute connexion avec le Conseil scientifique.

Sur l'intervention, je crois, du Président, l'hydroxychloroquine a été introduite, mais absolument pas aux doses que j'utilise et que j'avais utilisées dans mes travaux préliminaires, ni en association avec l'azithromycine, et sans me demander de conseils.

Les discussions du Conseil scientifique étaient, de mon point de vue, inintéressantes. Deux des membres étaient des modélisateurs qui prédisaient l'avenir, et je ne crois pas que l'on puisse prédire l'avenir. D'ailleurs, tous leurs modèles se sont révélés hasardeux, et il était surtout question d'approuver les décisions de contraintes et de confinement qui seraient proposées par Jean-François Delfraissy. C'est d'ailleurs la dernière fois que j'ai parlé à celui-ci, lorsqu'il a commencé à me rebattre les oreilles avec ses stratégies de confinement, pour lesquelles il n'y avait aucune base scientifique, et il n'y en a toujours aucune.

De manière intéressante, un journal économique indépendant a publié un article qui a montré que la mortalité pour chaque pays n'était pas liée à sa richesse, ni au nombre de ses médecins, ni à ses équipements hospitaliers, ni à l'âge de la population, ni aux mesures de confinement, mais à la fermeture des frontières et à l'utilisation de l'hydroxychloroquine.[41] Aucun écho à ce papier…

---

41. Hideki Toya, Mark Skidmore, "A Cross-Country Analysis of the Determinants of COVID-19 Fatalities", *Center for Economic Studies*, 2021, CESifo Working Paper No.9028.

J'ai donc finalement décidé de ne plus participer à ce Conseil scientifique. J'ai posé la question à l'Élysée, puis à Matignon, de savoir si je devais démissionner officiellement, ou s'ils préféraient que je ne démissionne pas officiellement, tout en leur disant que je ne participerais pas aux réunions du Conseil, parce que je ne voulais pas cautionner des avis qui ne me concernaient pas, ou qui n'avaient pas de support scientifique. Mon ami Jean-Laurent Casanova, qui a été sollicité ultérieurement, a eu une position identique « après la participation par visioconférence à deux réunions du Conseil scientifique », m'a-t-il dit.

En pratique, ce Conseil scientifique est passé à côté de toutes les échéances scientifiques. D'abord lors d'une discussion avec une mise à plat des stratégies thérapeutiques possibles et des médicaments utilisables, en utilisant les experts de ces médicaments, dont j'étais probablement le plus grand en France, compte tenu du nombre de patients que j'avais traités et du nombre de dosages que j'avais réalisés. Le Conseil scientifique était incomplet. Il n'y avait pas de vétérinaires, alors que la France n'arrête pas de parler des projets « une seule santé » animaux/humains. Il n'y avait pas de pneumologues, alors que la COVID-19 est une pneumonie et qu'un des pneumologues les plus connus au monde, Jean Bousquet, qui est à Montpellier, aurait pu être invité. Il n'y avait pas les virologues les plus compétents sur les coronavirus, l'équipe de Bruno Canard à Marseille. Les choses se sont faites autour d'un noyau, qui est le noyau REACTing, issu de l'ANRS, des gens qui ont fait de la recherche sur le sida, mais qui ont, de mon point de vue, pour beaucoup d'entre eux malheureusement, pris des habitudes malsaines dans leurs relations avec l'industrie pharmaceutique, entourés de quelques personnes mandatées soit par l'INSERM soit par l'Institut Pasteur. Je me sentais un extraterrestre dans ce domaine, et j'en suis donc sorti.

*

Il est à noter par ailleurs que le choix de faire des séquences génomiques n'a jamais été pris par le Conseil scientifique. L'exploration du rôle des élevages de visons dans le rebond épidémique que l'on avait observé en Hollande à partir de mai 2020 n'a jamais été faite en France par le Conseil scientifique. En somme, toutes les échéances scientifiques ont été négligées ou refusées par ce Conseil scientifique. L'interrogation de l'INSERM sur les raisons de l'interruption de l'usage de l'hydroxychloroquine dans l'essai Recovery n'a pas été faite non plus par le Conseil scientifique (effectivement, il y avait une confusion des genres, puisque c'étaient les mêmes qui faisaient les deux choses). Pourtant, les résultats préliminaires étaient en faveur de l'hydroxychloroquine, seul médicament montrant une différence par rapport aux autres médicaments testés. Mais l'interruption prématurée de cet essai a empêché de confirmer que cette différence était significative.

Enfin, récemment, il y a eu une fuite de courriels d'Anthony Fauci, en particulier de ses communications avec Jean-François Delfraissy. Parmi celles-ci, monsieur Delfraissy expliquait clairement qu'il ne pouvait pas faire de tests (ce qui n'était pas exact, c'est de l'incompétence ou du mensonge) alors qu'il y avait des quantités de possibilités de les faire et que le Conseil scientifique n'avait jamais répondu à l'offre d'un laboratoire vétérinaire de transmettre de quoi faire 50 000 tests. Jean-François Delfraissy expliquait aussi que la pression politique aurait été exercée par le président Macron pour l'hydroxychloroquine, et qu'il était difficile de tenir mais qu'il y résistait (il jouait ainsi un rôle politique là où il devait jouer un rôle scientifique). Tout cela permet de comprendre pourquoi je ne pouvais pas rester dans un tel conseil scientifique.

Je reproduis ici la traduction de toutes ces explications qu'en a données *France Soir*, le 3 juin 2021.

« Bonjour,

Je suis à nouveau en service depuis que la crise sanitaire mondiale COVID-19 a frappé la France, il y a quelques semaines. Je dirige maintenant le Conseil scientifique du COVID-19, composé de dix personnes, au service du président français, Emmanuel Macron. Le Conseil a été créé le 10 mars et nous avons été fortement impliqués dans des activités de conseil en relation avec le Président, notamment sur sa décision de mettre en place le confinement généralisé, parce que nous n'avions pas de meilleur choix.

Tout d'abord, nous disposons d'un nombre limité de tests, ce qui nous empêche de mettre en place une stratégie de type coréen dans les prochains jours. Cependant, à la fin du confinement (dans les six semaines à venir), nous serons en mesure de généraliser l'utilisation des tests et de développer des applications de type coréen, ainsi qu'une stratégie de test et de traitement, si nous disposons de médicaments à ce moment-là. Avant cela, nous allons passer par une phase difficile dans les semaines qui suivent, car nous n'aurons pas assez de lits dans nos unités de soins dans certaines régions de France…

Deuxièmement, sur le plan thérapeutique, Yazdan Yazdanpanah a pris ma place et dirige désormais REACTing. Demain matin va débuter un essai médical franco-européen, sous le contrôle de l'OMS, avec cinq objets d'étude (placebo/kalatra/kalatra+interféron bêta/produit de Gilead/hydroxychloroquine seule ou en combinaison pour la semaine prochaine). Comme vous le savez peut-être, nous faisons actuellement face à un buzz médiatique depuis l'annonce faite par le docteur Raoult sur l'efficacité de l'hydroxychloroquine. Ses données ne sont pas particulièrement convaincantes. Nous pouvons distinguer un léger signal positif, mais il doit être confirmé par un essai randomisé de bonne facture. Nous avons également commencé une étude sur le modèle de cellules de singes avec l'hydroxychloroquine, et nous devrions avoir les résultats à la fin de la semaine prochaine. Une cohorte de patients COVID+ sévères a également été créée et certains seront traités par hydroxychloroquine : nous analyserons ces résultats avec toute la conscience nécessaire. Il sera également possible de faire un essai de prévention pour les professionnels de la santé et les personnes âgées avec l'hydroxychloroquine. J'ai une énorme pression politique pour libérer l'accès à l'hydroxychloroquine pour tout le monde, mais je résiste actuellement.

Quelle est la situation aux États-Unis, surtout après l'annonce de Trump ?

Quelle est la position du NIH ?

Qu'est-ce qui va être mis en place ?

Merci pour votre réponse. J'ai mis Yazdan Yazdanpanah en copie de cet email. Cordialement. »

– 19 –

Les vaccins contre la COVID-19

L'urgence a fait tomber toutes les barrières.
Pas de principe de précaution,
plus de responsabilités des laboratoires,
et que les gens prennent les leurs !

Le vaccin contre la COVID-19 est devenu un enjeu financier et stratégique mondial, qui a amené à transgresser toutes les règles que nous nous étions fixées depuis de très nombreuses années. En effet, les principaux fabricants de vaccins ont été dispensés de faire des études de phase 3, c'est-à-dire qu'au lieu de tester les vaccins sur des populations suffisamment importantes pendant deux à trois ans, pour avoir le recul sur des effets secondaires ou toxiques, la procédure a été terriblement allégée, et les États ont garanti l'assurance des fabricants de vaccins. Cela signifie, en pratique, que les industriels ne courent aucun risque en manufacturant des vaccins dont les effets secondaires tardifs n'ont pas été évalués.

Les stratégies vaccinales mises en place pour la COVID-19 sont très originales, puisqu'il s'agit, pour certaines d'entre elles, d'ARN messager (les acides nucléiques qui relaient l'information entre le génome et la cellule) construit à partir de l'information pour une protéine majeure du virus (la Spike), ou de vaccins à ADN « collés » sur un adénovirus inactivé. Ces vaccins n'avaient jamais été utilisés chez l'Homme et, d'une manière intéressante, dans une période où le principe de précaution est entré dans la Constitution, celui-ci n'a absolument pas été appliqué dans le domaine du COVID, aussi bien sur les stratégies thérapeutiques (le Remdesivir est aussi un analogue des bases qui servent à construire l'ARN) que sur le plan du vaccin, où, au contraire, les choix ont été délibérément de préférer le principe d'innovation au principe de précaution. A contrario, les Chinois ont réalisé, alors que technologiquement ils sont souvent les plus avancés, un vaccin traditionnel proche du vaccin de la grippe, comprenant des virus inactivés qui, comme tels, ne devraient pas apporter de gros problèmes.

La mise en place du vaccin, dans ces conditions, a amené un certain nombre de surprises, en particulier la violence des réactions immédiates après injection chez les sujets jeunes (de moins de 50 ans).

L'efficacité réelle vaccinale n'a pas été évaluée sur la population au moment où j'écris ce chapitre, sauf pour AstraZeneca, qui montre une efficacité modérée, de l'ordre de 70 % de protection pour les formes symptomatiques et 30 % de protection pour les formes asymptomatiques. Il semble que le degré de protection contre le portage du virus soit équivalent avec le Pfizer en Israël et le vaccin chinois au Chili. Cela amène à penser qu'à ce stade, ce genre de vaccin ne doit être recommandé (comme les autres vaccins) qu'à ceux qui ont un bénéfice à en tirer, c'est-à-dire les populations les plus exposées et les plus fragiles (personnels de santé, sujets âgés de plus de 65 ans et sujets obèses ou ayant un cancer en cours de traitement). Pour les autres, le choix doit rester libre car il n'y a pas d'évidence que ce vaccin empêche la circulation des virus à ce stade de nos connaissances, ni qu'il représente un bénéfice individuel pour le vacciné.

Par ailleurs, les vaccins, qui ont été basés sur la Spike – une protéine majeure du virus – et non sur le virus entier, présentent une grande tendance à ne plus être efficaces à terme, du fait qu'ils exercent une pression de sélection sur les virus. Or ces virus mutent assez facilement, et d'ores et déjà, on sait que plusieurs variants du virus SARS-CoV-2, agent de la COVID-19, ne sont pas évités par les vaccinations actuelles. Ainsi, l'AstraZeneca n'est plus utilisé en Afrique du Sud, où le variant qui circule échappe à ce vaccin. Par ailleurs, certains pays ont interdit maintenant son usage. Il existe incontestablement une confusion qui résulte, de mon point de vue, du fait que les décisions prises en très grande urgence, et porteuses d'un espoir trop important, amènent secondairement des conflits sur la place réelle que doivent avoir ces vaccinations. Elles sont certainement utiles sur les populations à risque, mais pas chez 100 % d'entre elles (les sujets âgés réagissent moins bien au vaccin).

D'autre part, la crise a révélé l'ampleur de l'enjeu économique des vaccins, qui a atteint un degré unique et dépassé l'enjeu de l'épidémie de grippe H1N1, puisque les pays du monde entier ont commencé à se battre pour avoir le plus rapidement possible des vaccins qui ont été incomplètement évalués. Dans ces conditions, les spéculations qui ont pu avoir lieu ont dépassé tout ce que nous avions connu jusqu'à ce jour.

Cette épidémie, de toute façon, a permis de renforcer, d'une manière spectaculaire, la démonstration que la plus grande partie de l'édition scientifique était actuellement dépendante de l'industrie pharmaceutique. Plusieurs auteurs tentent d'arrêter ce flux, sans succès, depuis une quinzaine d'années, et ce malgré les déclarations du rédacteur en chef du *Lancet* (Horton) ainsi que celles des deux anciens rédacteurs en chef du *New England Journal of Medecine* (qui sont les journaux scientifiques les plus influents). Mais la proportion des recettes liée à l'industrie est tellement colossale que leur degré de liberté est devenu extrêmement modeste. Ces événements sont bien connus, et ont été bien analysés par Sergio Sismondo[42] au Canada et par Peter C. Gøtzsche au Danemark, dans *Remèdes mortels et crime organisé – Comment l'industrie pharmaceutique a corrompu les services de santé*[43] et dans son nouveau livre *Vaccines : Truth, Lies and Controversy*[44]. La seule issue, d'ailleurs, pour l'information scientifique, sera de placer d'une façon claire les articles liés à l'industrie pharmaceutique dans des journaux spécialisés, et les autres dans d'autres journaux dont l'objectif essentiel sera la médecine et la science, et non pas la promotion de produits pharmaceutiques.

---

42. Sergio Sismondo, "Epistemic Corruption, the Pharmaceutical Industry, and the Body of Medical Science", *Frontiers in Research Metrics and Analytics*, 2021, doi: 10.3389/frma.2021.614013.
43. Peter C. Gøtzsche, *Remèdes mortels et crime organisé – Comment l'industrie pharmaceutique a corrompu les services de santé*, Presses de l'université de Laval, 2015.
44. Peter C. Gøtzsche, *Vaccines : Truth, Lies and Controversy*, People'sPress, 2020.

*

Les mois d'été 2021 nous ont donné quelques éléments supplémentaires concernant la stratégie vaccinale contre la COVID-19. Le vaccin AstraZeneca a causé des troubles secondaires, et des troubles parfois mortels de deux types. D'une part des thromboses (les vaisseaux, artères ou veines sont bouchés) pouvant entraîner la mort. Elles atteignent le cerveau ou les poumons. Ces thromboses touchent plus particulièrement les femmes de moins de 50 ans. Compte tenu du fait que cette population, hormis les patientes porteuses de maladies associées graves, ne souffre que très peu de la maladie, et qu'il n'y a pas de mortalité détectable quand elle est prise en charge, le vaccin ne lui apporte pas de bénéfices. D'autre part, certains patients ont présenté des myélites transverses, c'est-à-dire des atteintes de la moelle épinière avec paralysies, dont certaines peuvent être mortelles, au cours de la vaccination par AstraZeneca. Plusieurs pays recommandent, maintenant, de ne plus utiliser du tout le vaccin AstraZeneca, ou de ne pas l'utiliser chez les femmes de moins de 60 ans, et de discuter l'indication chez les femmes qui ont entre 50 et 60 ans quand elles ont des pathologies associées. Ce vaccin n'est, par ailleurs, pas indiqué chez les enfants mineurs.

Concernant le vaccin Pfizer, là aussi, les analyses indépendantes du Danemark – qui a une approche très rationnelle depuis le début de l'épidémie – et de l'Australie ne recommandent pas du tout cette vaccination chez les enfants tant qu'on n'a pas d'éléments complémentaires. En effet, l'absence de démonstration que ce vaccin empêcherait la circulation du virus ne justifie pas que les populations qui ne risquent pas de faire des formes graves soient vaccinées.

Concernant l'efficacité de la vaccination, nous avons plus d'éléments. Ici à Marseille, fin juillet 2021, nous avons eu près de 600 cas diagnostiqués de gens infectés malgré une vaccination (complète ou incomplète). Les gens infectés ont fait des formes aussi graves (en termes d'hospitalisation, de réanimation ou de mort) que les gens qui n'avaient pas reçu de vaccin. Très fréquemment, pour des raisons que je ne m'explique pas, ces personnes ont fait des infections dans les quinze jours qui ont suivi la vaccination. Cette réaction n'avait d'ailleurs pas du tout été évaluée dans les essais cliniques.

Concernant l'efficacité au niveau de la population, le pays qui était donné en exemple comme stratège de la vaccination était l'Angleterre, qui avait produit AstraZeneca, et où l'épidémie est repartie, liée au variant indien dit « Delta ». Nous avons eu, à Aix-en-Provence, un EHPAD où, malgré la vaccination générale des résidents et de 80 % des soignants, 41 cas ont été diagnostiqués, dont plusieurs morts, avec ce même variant. En Israël, la maladie semble repartir avec le variant Delta. Celui-ci semble s'installer actuellement rapidement en France, et 15 % des cas diagnostiqués sont vaccinés. Mais la maladie paraît franchement moins sévère avec ce variant qu'avec le précédent.

Au total, il faudra avoir un peu de recul pour évaluer le véritable bénéfice de ce vaccin, mais ce n'est pas une baguette magique.

Quoi qu'il en soit, dans cette situation épidémiologique, je pense que, comme dans les autres maladies pour lesquelles l'immunité acquise est souvent insuffisante à protéger les populations (comme c'est le cas de la grippe, par exemple), la qualité du soin est absolument indispensable pour gérer la gravité des épidémies.

– 20 –

UNE LEÇON À TIRER DE CETTE ÉPREUVE :
Il ne faut pas régner par la panique

La France, et l'Europe en général, ont une trop grande habitude de se regarder le nombril, en imaginant que ce sont toujours elles qui dirigent le monde. C'est une très grande illusion. Si l'espérance de vie était plus haute en Europe que dans le reste du monde il y a dix ans, ce n'est plus vrai actuellement. Il en est de même des tests d'intelligence où, en Europe, malgré toutes les acrobaties, on est bien obligés de se rendre compte que le QI moyen est en train de diminuer, de même que les succès aux épreuves collectives mondiales en mathématiques, ou dans les autres matières faites dans le cadre du classement PISA (Programme international pour le suivi des acquis des élèves). Dans ces trois domaines, c'est maintenant l'Extrême-Orient qui domine très largement la situation. Dans l'affaire de l'hydroxychloroquine, la certitude des Européens, qui ont pour habitude de s'imiter les uns les autres sans être vraiment capables d'avoir une décision collective, les a amenés à avoir une négligence vis-à-vis de ce produit, remarqué par les autres pays.

J'ai eu l'occasion de reviewer, récemment, un article des pays arabes qui constatait avec amusement que leur mortalité, en matière de COVID-19, était beaucoup plus faible que celle des pays européens (effectivement, c'est extrêmement significatif, de même qu'en Inde, en Chine et en Russie, qui sont tous des pays qui ont utilisé l'hydroxychloroquine). En pratique, entre 60 et 70 % des habitants de la Terre vivant dans des pays dans lesquels l'hydroxychloroquine a été utilisée ou est encore utilisée pour lutter contre la COVID-19 ont eu une mortalité bien inférieure à la nôtre.

L'idée que le problème de l'hydroxychloroquine est réglé est un espoir politique et journalistique qui malheureusement sera déçu. Le monde continue sans nous. Les autres n'ont pas de raison de changer. Ils ont de meilleurs résultats que nous, et des travaux récents l'ont confirmé.[45] Les seules mesures efficaces sont la fermeture des frontières (ce qui explique pourquoi les îles qui se sont fermées à la communication ont été franchement épargnées) et l'utilisation de l'hydroxychloroquine. Ni les mesures de confinement ni les marqueurs traditionnels (richesse de la population, dépenses de santé) n'ont eu d'influence sur la mortalité.

Je n'ai même pas parlé de l'Afrique, qu'il s'agisse du Maghreb ou de l'Afrique noire, où la mortalité a été négligeable. La plupart de ces pays ont utilisé la chloroquine, à l'exception de l'Afrique du Sud, qui a une mortalité, du coup, proche de celle des pays européens. Les Africains et les Maghrébins nous regardent en souriant, nous voyant nous débattre dans une situation que nous n'arrivons pas à régler, alors qu'elle est gérée chez eux. Prenez l'exemple de la gestion au Maroc ou au Sénégal, regardez la mortalité

45. Hideki Toya, Mark Skidmore, "A Cross-Country Analysis of the Determinants of COVID-19 Fatalities", *Center for Economic Studies*, 2021, CESifo Working Paper No.9028.

sur le site World in Data, et vous commencerez à vous poser les questions sérieuses si vous comparez ces données à celles de l'Angleterre, de la France ou des États-Unis.

*

Cette crise est à placer dans une perspective historique. En effet, Karl Marx a écrit : « L'Histoire se répète, la première fois comme un drame, la deuxième fois comme une farce » à propos de Napoléon Ier et de Napoléon III. Cela s'applique vraiment à notre situation, quand on compare à la Seconde Guerre mondiale notre manière de vivre cette épidémie.

Dans la Seconde Guerre mondiale, la déroute de notre pays est incompréhensible si la peur et l'absence de commandement efficace ne l'expliquent pas. Au moment où nous demandons l'armistice, nous n'avons pas perdu plus d'hommes que l'Allemagne, nous avons une armée qui est aussi nombreuse et des blindés qui sont aussi nombreux, la seule différence technique est l'aviation.

La terreur va pourtant saisir la population, 10 millions de personnes vont se retrouver sur les routes, sans savoir où elles vont, dont les deux tiers sont des Parisiens partant avec les enfants, les grands-parents, soit en voiture, avec très peu d'essence pour aller bien loin, soit à pied, sans avoir de quoi manger. Au total, on estime que 100 000 personnes sont mortes pendant cette déroute liée à la panique, alors que seulement 65 000 soldats étaient morts. 10 000 personnes auraient disparu pendant cet épisode. Il faut lire le livre de Bloch sur « l'étrange défaite »[46] pour mesurer cette terrible déroute, qui se terminera par un vote à la quasi-unanimité de l'Assemblée nationale pour le général Pétain. Le consensus proposait d'arrêter le cours de l'Histoire. Comme si on arrêtait le cours de l'Histoire ! Bien entendu, la guerre a continué. Comme le disait le général de Gaulle, c'est devenu une guerre mondiale, mais la peur et l'immense majorité des

46. Marc BLOCH, *L'Étrange Défaite : témoignage écrit en 1940*, Gallimard, 1990.

députés voulaient en finir, se cacher, se terrer chez soi, espérant que le renoncement permettrait, comme chez les autruches, en ne regardant pas ce qui arrivait, de le faire disparaître.

J'ai eu cette perception très nette parce que l'histoire de ma famille a été immergée, d'une manière très spécifique, pendant la dernière guerre mondiale, et que j'ai été bercé par les récits de la peur, de la résistance et de la collaboration. Effectivement, pour la COVID, comme dans une période de guerre, un couvre-feu a été imposé, qui a été respecté de manière différente, en fonction des endroits. À Marseille, le couvre-feu a été respecté avec peu d'énergie, alors qu'à Paris, plus personne n'était dans les rues. Les différentes régions de France n'ont pas réagi de la même manière à un comportement imposé dont on a pu montrer qu'il relevait davantage d'une croyance que de la réalité démontrée. Personne n'a jamais démontré que le confinement était efficace. Les Suédois, qui n'ont pas confiné, qui n'ont pas réellement porté de masque, n'ont pas eu une mortalité supérieure à la nôtre, et leur mortalité de départ était surtout due à une erreur (comparable à la nôtre) qui était de ne pas traiter les gens de plus de 70 ans, lesquels étaient en réalité les seuls qui allaient mourir d'une façon significative.

L'autre élément de l'équivalent de la guerre a été les miliciens de la peur, ceux qui nous inondent de fausses nouvelles, la fausse information. Il y a ceux qui nous persécutent quand on ose dire que les choses ne sont pas aussi graves que ce qu'on a prétendu ou que nous avons des solutions thérapeutiques. C'est, pour moi, l'équivalent des miliciens. J'ai été conforté dans cette idée avec le développement du site PubPeer, qui ressemble à ce qui se voyait pendant la dernière guerre mondiale : un site de délation, alimenté par des lettres anonymes, qui représentent pour moi le sommet de l'horreur des relations humaines. Effectivement, la gestion de cette épidémie, en Europe, a été faite d'une manière terriblement proche de notre gestion de la Seconde Guerre mondiale. Ce qui est navrant dans cette affaire est que l'Angleterre, qui avait constitué un barrage à l'effondrement de nos valeurs, est cette fois-ci devenue le plus mauvais élève de la classe, ajoutant la tricherie des publications scientifiques à la peur et à la délation.

CONCLUSION

La guerre contre la chloroquine s'est déroulée avec une violence inattendue, qui a amené un déchaînement contre le produit lui-même, puis contre moi, avec des atteintes qui sont interdites par la loi, qui relèvent de la diffamation, du harcèlement. J'ai préféré ne poursuivre qu'un nombre limité de personnes, de façon à ne pas avoir à y consacrer trop de temps. J'ai porté plainte contre monsieur Hirsch, le directeur de l'Assistance publique, à Paris, qui a envoyé un courrier à l'Assemblée nationale disant que j'avais fait un faux témoignage en prétendant que l'Assistance publique n'avait pas testé un Chinois venant de la région de Wuhan, qui avait certes 40 de fièvre, mais qui ne répondait pas aux critères pour être testé (il était chinois, il avait de la fièvre, il toussait, et il n'était pas de la ville de Wuhan même mais de la région !). Ce patient est mort, ce qui n'a pas empêché l'équipe de Yazdan Yazdanpanah de le publier trois fois de suite : dans le *Lancet Infectious Diseases*, dans *The New England Journal of Medecine*, dans l'*International Journal of Infectious Diseases*. Ce patient a été traité par le Remdesivir et est mort. Pour ma part, le cynisme qu'il y a à publier un tel patient plutôt que d'avoir honte de l'existence d'un tel circuit et d'une telle évolution reste un des éléments de surprise les plus forts que j'aie eus. Quoi qu'il en soit, monsieur Hirsch, qui disait que les chiffres de la mortalité parisienne que je donnais pour l'Assistance publique étaient faux, et que l'histoire du Chinois était fausse, a été interrogé ensuite publiquement à l'Assemblée nationale, où les documents, montrant les chiffres très précis que je citais de l'Assistance publique (issus d'un document interne de l'Assistance publique que l'on m'avait envoyé), correspondaient exactement à ce que je disais. Nous avons publié la comparaison Paris-Marseille de la gestion de la COVID-19 qui confirme cela.[47]

---

47. Audrey Giraud-Gatineau, Philippe Gautret, Philippe Colson, Hervé Chaudet, Didier Raoult, "Evaluation of strategies to fight COVID-19: The French paradigm", *Journal of Clinical Medicine*, In Press May 2021.

De la même manière, ce que je disais de la mortalité en réanimation, à Marseille, dans le même temps, qui était à peu près de la moitié de celle de Paris, était aussi confirmé par les données de l'Assistance publique de Marseille. La plainte a été classée sans suites, pour l'instant. Mais nous portons plainte à titre personnel, car je considère que cela est extrêmement grave.

Par ailleurs, monsieur Hirsch, après cette accusation, a parlé de « plainte déposée par plusieurs personnes ». Cette plainte a été reprise par madame Lacombe, qui est un des médecins de maladies infectieuses les plus financés par toute l'industrie pharmaceutique (quatrième dans le monde des infectiologues). Nous avons porté plainte contre elle, et elle est actuellement mise en examen.

J'ai porté plainte aussi contre monsieur Raffi, pour lequel, dans une première partie, une composition pénale a été proposée par le juge, entraînant sa condamnation à quelques centaines d'euros et à quelques centaines d'euros de dommages et intérêts.

Nous avons fait déposer, depuis, une plainte pour dommages et intérêts, monsieur Raffi ayant reçu, au cours de ces dernières années, plus de 600 000 euros de l'industrie pharmaceutique. Bien sûr, ces dommages et intérêts seront versés, s'ils sont obtenus, à l'institut hospitalo-universitaire de Marseille.

D'autre part, mes collègues ont été accusés de charlatanisme par quatre personnes, dont monsieur Stahl, un collègue à la retraite, rémunéré par l'industrie. Une plainte a été déposée pour faits de diffamation publique, compte tenu du fait que sa plainte au conseil de l'Ordre a été jugée sans fondement.

J'ai porté plainte contre monsieur Gorincour, un médecin du conseil de l'Ordre départemental, qui a échangé des SMS avec la SPILF (Société de pathologies infectieuses de langue française), dirigée par monsieur Tattevin, afin d'organiser la plainte instruite contre moi, et pour laquelle j'ai été renvoyé devant la chambre disciplinaire (rappelons que la SPILF est abondamment financée par Gilead, qui est son premier sponsor).

La plainte contre monsieur Gorincour a été retenue, et renvoyée devant une chambre disciplinaire.

J'ai porté plainte contre madame Bik et monsieur Barbour pour harcèlement aggravé, tentative de chantage et tentative d'extorsion, madame Bik ayant écrit à l'un de mes collaborateurs pour lui demander de l'argent. Elle a prétendu, ultérieurement, que c'était de l'humour… Elle m'a traité de néocolonialiste. Je reste extraordinairement curieux de savoir quelles sont les sources financières qui l'incitent ainsi à passer son temps, avec la société qu'elle a bâti – qui est une société de délation –, à me harceler. Nous avons aussi porté plainte, avec constitution de partie civile, contre messieurs Schneider et Alexander, pour faits d'injure et de diffamation publique. Enfin, je suis en train de porter plainte contre la SPILF, pour dénonciations calomnieuses. Je pense en effet que ce n'est pas devant des journalistes, y compris ceux de *Nature* et de *Science*, que la justice se règle, car j'ai trop l'habitude, maintenant, de la manipulation.

Il est clair qu'un journal comme *Nature* a des conflits d'intérêts majeurs, compte tenu qu'un numéro sur trois est entièrement sponsorisé par un industriel. Dans ces conditions, la question des conflits d'intérêts des journaux se pose d'une manière très aiguë, qui sera probablement en partie résolue par l'apparition de nouveaux journaux s'autofinançant.

*

La deuxième partie des manœuvres dirigées contre moi, après ce harcèlement inouï que j'ai subi et auquel je n'ai pas peur de répondre, a consisté en une manipulation des données extraordinaire. Ainsi, un groupe d'étudiants a inventé une méta-analyse ressortie par toutes les instances du ministère, dite « méta-analyse Fiolet ».[48] Cette méta-analyse est fantasque.

---

48. Thibault FIOLET, Anthony GUIHUR, Mathieu E. REBEAUD et coll., "Effect of hydroxychloroquine with or without azithromycin on the mortality of coronavirus disease 2019 (COVID-19) patients:

J'ai répondu immédiatement, dans le même journal, pour expliquer ce qu'étaient les essais thérapeutiques, et ce qui peut ou ne peut pas être retenu dans ces essais.[49] Bien sûr, les journaux ont préféré utiliser cette étude fantasque qui retenait à peu près 10 % des études qui ont été publiées, en rejetant toutes celles qui n'étaient pas à leur goût. Le CV des cinq personnes qui ont fait cette méta-analyse est plein d'intérêt…

Les essais mis en place en France, deux essais randomisés, l'un appelé « l'essai d'Angers » et l'autre Discovery, ont tous les deux été arrêtés prématurément, alors

a systematic review and meta-analysis", *Clinical Microbiology and Infection*, 2021 Jan, 27(1): 19–27, Published online 2020 Aug 26, doi: 10.1016/j.cmi.2020.08.022. PMCID: PMC7449662.

49. Didier Raoult, "Rational for meta-analysis and randomized treatment: the COVID-19 example", *Clinical Microbiology and Infection*, 2021 Jan, 27(1):6-8. doi: 10.1016/j.cmi.2020.10.012, Epub 2020 Oct 21, PMID: 33098998; PMCID: PMC7577218.

que les premières données montraient que l'hydroxychloroquine était supérieure au placebo. Dans ces conditions, le nombre de patients minimum nécessaire pour démontrer que cette différence était significative n'a pas pu être atteint. Ce qui permet aux deux auteurs de dire un mensonge : qu'il n'y a pas de différence, alors que, dans une étude, il y a 50 % de morts en moins. Cela signifie qu'il y a une différence, mais que l'échantillon analysé n'a pas la puissance de démontrer si elle est significative ou non. À cette occasion, j'ai eu la possibilité de voir, compte tenu de la pression que nous avons mise sur les gens qui sont dans la situation de conflits d'intérêts, que madame Costagliola (le grand prix de l'INSERM 2020) avait elle aussi des conflits d'intérêts, ayant reçu des financements directs de Gilead. Jusqu'à présent, cette donnée n'était pas accessible, car les données disponibles pour le gouvernement sont celles des médecins en activité, et non pas celles de ceux qui ne sont pas en activité. Le site, si facile à utiliser, Euros For Docs est en train de changer cela. Nous espérons qu'il ne se passera pas ce qu'il s'est passé pour Expertscape, c'est-à-dire une manipulation empêchant d'avoir un accès direct aux financements regroupés des investigateurs. Si c'était le cas, il ne serait pas difficile de reproduire ces données avec un site informatique que nous créerions pour rendre possible l'accès à ces données, ce qui devrait, en réalité, être fait par le ministère de la Santé, plutôt que de disperser les sources de financement à un point tel qu'il devient difficile de savoir qui a touché quoi.

*

Par ailleurs, aucune étude n'a été lancée en France, en parallèle de la nôtre, pour montrer que notre approche était ou non reproductible. En fait, partout où cela a été fait, on a trouvé les mêmes résultats. La seule étude qui ait été publiée en France est une étude dirigée par Mahévas[50], qui a retrouvé le même effet que la nôtre sur la prévention en passage en réanimation et sur la mort. Mais les auteurs ont refusé d'analyser cette donnée dans le texte, et de la mentionner dans le résumé. Quant aux publications qui ont été faites dans le monde à ce sujet, ce sont les plus fantaisistes qu'il m'ait été donné de voir de ma vie : des patients inclus sans le moindre critère diagnostique objectif (pas de PCR), des déclarations faites à distance par Internet, des médecins qui pensaient que le diagnostic était la COVID et qui disaient avoir prescrit un traitement… Aucun contrôle, aucune donnée vérifiable. Et ces publications sont sorties dans les plus grands journaux ! Elles étaient toutes orientées vers l'absence d'efficacité de

---

50. Matthieu Mahévas, Viet-Thi Tran, Mathilde Roumier et coll., "Clinical efficacy of hydroxychloroquine in patients with covid-19 pneumonia who require oxygen: observational comparative study using routine care data", *The British Medical Journal*, 2020 May 14, https://doi.org/10.1136/bmj.m1844.

l'hydroxychloroquine. Il faut dire que, aux États-Unis et au Brésil, l'adoption du principe de l'hydroxychloroquine respectivement par monsieur Trump et monsieur Bolsonaro a aussi ajouté une difficulté pour ce traitement, du fait de l'hostilité très significative qui existe ou qui existait à leur encontre. C'est d'ailleurs là un très bon exemple de la dérive de l'usage de la médecine à des fins politiques, dans un sens comme dans un autre : monsieur Bolsonaro prenant de l'hydroxychloroquine en public, et monsieur Trump déclarant successivement qu'il prenait de l'hydroxychloroquine, qu'il n'en prenait plus, qu'il se faisait faire une perfusion de Remdesivir au milieu de la campagne électorale… Sans compter les ministres et les présidents qui se vaccinent en public. On voit bien que l'enjeu n'est plus seulement de soigner et de prévenir les infections, mais que c'est un enjeu symbolique et électoral qui dépasse de très loin la médecine.

Pendant ce temps, les pays qui utilisent l'hydroxychloroquine se moquent de nous, et parfois assez franchement. J'ai revu récemment un papier des pays du Golfe qui explique leurs stratégies thérapeutiques basées sur le traitement précoce avec l'hydroxychloroquine, indiquant les différents traitements mis en place aux différents stades de la maladie, et qui se demandent si c'est ça qui fait la différence absolument spectaculaire entre les pays d'Europe de l'Ouest et les États-Unis d'une part, et les pays du Golfe d'autre part. On peut se poser la même question pour les pays d'Extrême-Orient, mais aussi pour l'Afrique noire et le Maghreb, où le nombre de cas reste incroyablement inférieur à celui des pays européens. Bien sûr, la montée temporaire du nombre de cas en Inde a fait se déchaîner la presse, qui jurait que c'était un échec de l'hydroxychloroquine ou de l'ivermectine, et sa diminution n'a suscité aucun écho, car cela n'allait pas dans le sens espéré.

En pratique, il y a de très nombreuses leçons à prendre. La plupart des gens qui se sont exprimés sur le sujet n'ont aucune expérience pratique de cette maladie, alors que, je le répète, nous avons traité plus de 35 000 personnes ici. Cela ne les empêche pas de donner de grandes leçons sur les plateaux de télévision, d'annoncer des contre-vérités, et, éventuellement, d'avoir des propos insultants en parlant de confrères, ce que n'aurait jamais dû accepter le conseil de l'Ordre.

*

Cette déconnexion de la médecine pratique et de la médecine par ordinateur, dont les recommandations sont basées sur les évidences théoriques, est un des exemples qui montrent qu'en médecine, deux mondes coexistent : ceux qui s'en tiennent aux nouvelles technologies, et ceux qui croient, comme le disait Canguilhem, que la médecine est un art à composantes multiples, la science étant une de ces composantes, et la compassion, la force de conviction, l'attention aux anomalies, la persévérance dans les soins en sont d'autres, qui ne peuvent pas s'obtenir sur des fichiers anonymes. Je redoute que cela empire, d'une manière dramatique, avec l'analyse des Big Data. Dans cette situation, un certain nombre d'hôpitaux, en particulier américains, vendent toutes les données anonymisées des patients qu'ils ont eus, avec des dossiers qui sont remplis d'une façon plus ou moins correcte, des diagnostics validés d'une manière plus ou moins approximative, comme on l'a vu dans la COVID-19. Tout cela est mouliné, et à partir de ça, on fait des statistiques dont la signification est approximative et qui, en tout cas, ne permettent pas une prise en charge directe et fonctionnelle. Par exemple, depuis des années, nous avons ici, à Marseille, un taux de mortalité concernant une infection du cœur (l'endocardite) qui est probablement le plus bas du monde. La raison en est que, depuis trente ans, nous avons une équipe multipartite avec des infectiologues, des microbiologistes, des cardiologues, des chirurgiens cardiaques, des radiologues et des biophysiciens. Dans ces conditions, nous sommes actuellement ceux qui ont le plus publié dans ce domaine. Si notre mortalité est si faible, en réalité, une des raisons majeures en est que les endocardites sont souvent guéries grâce à la précocité de l'intervention chirurgicale, et que notre chirurgien spécialisé dans les endocardites a une adresse incroyable et une mortalité péri-opératoire qui est une des plus basses du monde. Cela se conclut par le fait que toutes les autres séries sont profondément dépendantes de l'efficacité du chirurgien. La chirurgie est d'ailleurs, pour l'instant encore, un des éléments les plus convaincants montrant la différence entre la médecine théorique et la médecine réelle. Le pourcentage de succès des chirurgiens, dans telle ou telle intervention thérapeutique, est humain-dépendant, et pour l'instant, sauf à attendre la mise en place des outils extraordinaires qu'est en train de faire Marescaux dans son IHU à Strasbourg, cette variabilité interhumaine chirurgicale restera un élément-clé du succès thérapeutique.

Il en est de même pour la médecine. Encore une fois l'attention, la veille, la capacité à détecter les phénomènes anormaux ne peuvent pas, pour l'instant, être remplacés par la machine. La capacité à convaincre les patients de bien prendre leur traitement est, aussi, un élément important. La prise thérapeutique est d'ailleurs un élément qui échappe totalement aux surveillances des bases de données. J'ai connu des vieilles dames malicieuses qui m'expliquaient qu'elles prenaient leur traitement juste la veille du jour où elles venaient me voir, car elles savaient que je programmais un dosage de médicament dans le sang. J'en ai connu d'autres qui interrompaient tout leur traitement pendant les deux mois d'été, pour « laisser reposer leur corps », sans le dire à personne. Cela relève de la variabilité humaine qui, associée à la variabilité des médecins, empêche une scientifisation totale de la médecine, dont on rêve depuis quarante ans et qui n'a pas été atteinte.

Enfin, la situation extrême d'enrichissement massif des pays occidentaux augmente d'une façon mécanique le risque de corruption. Ce fut le cas de la République romaine, qui a fini par mourir de son enrichissement massif, lequel a permis d'acheter des élections et de se payer des armées privées. Par ailleurs, cet enrichissement massif peut être accéléré par des services qui n'en sont pas. Certains médicaments mis sur le marché n'ont aucune valeur ajoutée réelle, démontrable, par rapport aux médicaments plus anciens. Il y a très peu de médicaments nouveaux efficaces, ce qui n'empêche pas, comme dans le cas du Remdesivir de Gilead, d'avoir permis à cette entreprise de faire, au cours de l'année 2020, un bénéfice net d'un milliard de dollars. Cela n'a pas empêché, non plus, de vendre pour un milliard de dollars à l'Europe un médicament dont on venait de démontrer qu'il était inutile.

D'autre part, la valeur des grands groupes de publication scientifique est considérable, et celle-ci est, en très très grande partie, liée à ses relations avec l'industrie. Ainsi, ces deux mondes, qui sont d'une richesse inouïe, ont des moyens d'intervention considérables qui devraient faire l'objet d'une régulation. En particulier en ce qui concerne les conflits d'intérêts, la transparence et leur mise hors la loi par un décret, prévoyant des peines de prison et des amendes pour les conflits d'intérêts, pour les scientifiques et pour les médecins au service de l'État, permettraient de résoudre relativement vite ce problème, qui est devenu transparent avec l'affaire de la chloroquine. Le laxisme actuel est discordant avec la violence et la rigueur qui ont été imposées, petit à petit, aux hommes politiques sur leurs avantages en nature ou l'utilisation du financement de leur aide parlementaire. Cette discordance si spectaculaire doit amener à une réflexion de fond, afin de ne pas laisser s'installer une disproportion de moyens tellement considérable entre des gens dont l'objectif essentiel est devenu celui de s'enrichir au nom de la santé, et ceux qui tentent honnêtement de trouver des solutions aux problèmes sanitaires, sans l'aide des monstres de l'industrie pharmaceutique.

Glossaire des sigles

ANR : Agence nationale de la recherche
ANRS : Agence nationale de recherches sur le sida et les hépatites
ANSM : Agence nationale de sécurité du médicament
ASM : American Society of Microbiology
CHU : Centre hospitalo-universitaire
CID : Clinical Infectious Diseases
CNRS : Centre national de la recherche scientifique
CPP : Comité de protection des personnes
EHPAD : Établissement d'hébergement pour personnes âgées dépendantes
FDA : Food and Drug Administration
IHU : Institut hospitalo-universitaire
INSERM : Institut national de la santé et de la recherche médicale
ISAAC : International Study of Asthma and Allergy in Childhood
NIH : National Institute of Health

OCDE : Organisation de coopération et de développement économiques
OMS : Organisation mondiale de la santé
PCR : *Polymerase Chain Reaction*, méthode de diagnostic
PISA : Programme international pour le suivi des acquis des élèves
RTRS : Réseaux thématiques de recherche et de soins
SPILF : Société de pathologie infectieuse de langue française

Direction d'ouvrage
Huguette Maure
Assistée de
Raphaël Bodilis